“頭痛”“めまい”“手のしびれ”スッキリ解消

首・肩の頸椎症《けいついしょう》は自分で治せる!

さかいクリニックグループ代表
酒井慎太郎

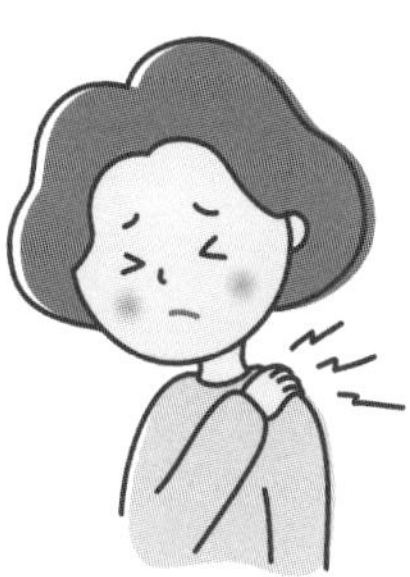

Gakken

本書では、首・肩のこりや痛みはもちろん、
そこから派生する頭痛や吐き気、めまい、耳鳴り、
腕や手の痛みやしびれに至るまで、
あなたを悩ませるさまざまな症状について
万全の解消策をお教えします。

はじめに

首・肩のこりや痛みは、その場しのぎの対処でやり過ごしていると、確実に悪化します。**つらい症状を引き起こす主な原因が、「筋肉疲労」から、やがて「首の関節の異常」へと移行してしまう**のです。

「今日は少しこってるな」という程度の肩こりは、筋肉痛が原因の不調です。

ところが、「頑固な肩こりがあってマッサージではよくならない」「首と肩の両方が痛い」「ひどいときには頭痛や吐き気、耳鳴りまでする」「腕までしびれてきた」となると、主たる原因は筋肉痛ではなくなっています。**頸椎《けいつい》という首の骨どうしから成る関節に起こった異常のせいで、さまざまな不快な症状が現れている**のです。**「頸椎症《けいついしょう》」とは、まさにこのような状態**です。

問題が筋肉レベルを超え、〝主犯人〟が頸椎に変わったのですから、**マッサージではない新たな策を講じる必要があります**。さもないと、頸椎症が治らないばかりか、トラブルはさらに広がってしまいます。

本書は、その策を皆さんに知っていただくためのものです。

この本の中にある基本の体操を毎日行えば、頸椎症を自分で治すことができます。私のクリニックの患者さんでは、早い人で数日中に、**平均しても2〜3週間で、つらい症状をすっきり完治させている**のです。

頸椎症が進行して起こる「頸椎椎間板《けいついついかんばん》ヘルニア（首のヘルニア）」にも、基本の体操はきわめて有効です。

患者さんの経過をみてみると、平均して1か月後から症状が大幅に改善していきます。強まっていた痛み、しびれが治まり、最終的には**〝手術でしか治らない〟とも言われている頸椎椎間板ヘルニアを自らの力で克服している**のです。

また、状態がいっそう悪化した「頸髄症《けいずいしょう》」の方でも、効果は確実に現れています。頸椎の異常から始まって脚にまでひろがっていたしびれが治り、手のしびれも元に戻って、低下していた握力も蘇《よみがえ》っています。

さらに今回は、頸椎症などと同時に患いやすい「四十肩・五十肩」「胸郭出口症《きょうかくでぐちしょう》候群《こうぐん》」「肘部管症候群《ちゅうぶかんしょうこうぐん》」「手根管症候群《しゅこんかんしょうこうぐん》」などの症状・疾患（詳細は38ページ参照）に対しても、簡単に行えて効果の高い策をお伝えします。**あなたを悩ませる症状がどの疾患に当てはまるのかすぐわかるチェック法**があり、**自分自身で治すための的確なセルフケアも紹介**しています。

ここまで踏み込んでお伝えするのには、理由があります。

頸椎の異常から起こるこり、張り、痛み、しびれを解消しても、併発している症状や疾患まで対処しなければ、読者のみなさんの悩みを完全に解消することにならないと考えたからです。

そして、このような手順でトラブルから解放された後、不調を再発させないための「日常生活のコツ」も紹介しています。

ですから私としては、本書をもって**首・肩のこりや痛みはもちろんのこと、頭痛や吐き気、めまい、耳鳴りといった不快な症状、腕や手の痛みやしびれに至るまで、万全の解消策を提供できた**と考えています。

ここまでの話でピンときている人もいらっしゃるかもしれませんが、首や肩のトラブルは複雑です。〝トラブルが始まる入口〟が頸椎の異常であるにもかかわらず、〝具体的なつらい症状が現れる出口〟はいくつもあるのです。

しかし、本書があれば心配はいりません。存分に活用し、痛みやしびれを根本から解決し、健康で明るい生活を取り戻してください。

2016年10月

さかいクリニックグループ代表　酒井慎太郎

もくじ

第2章

首・肩・腕・手のトラブルは自分で治せる！

第3章

なぜ、簡単体操で痛みやしびれが消えるのか

第4章

頸椎症、頸椎椎間板ヘルニアを見事克服した症例集

第5章

首・肩の痛みやしびれを克服する日常生活の知恵

第6章 頸椎症を治せば未来は一変する！

第7章

首・肩の悩みを完全解決！ 知って得するQ＆A

第1章

痛みの原因と対処法がすぐわかるセルフチェック&簡単体操

こりや痛み、しびれの正体を知ることが不可欠

首や肩に現れる**こり、張り、痛みには、さまざまな種類**があります。

また、そうしたトラブルは、首・肩以外の部位にも悪影響を及ぼし、ときには**頭痛やめまい、吐き気、腕や脚のしびれまで引き起こす**ことがあります。

あなたを悩ませている**つらい痛みやしびれ、不快な症状を治すためには、こうした「トラブルの正体」をできるだけ正確に知る必要がある**のです。

どのような場面で痛むのか。どんな動きをするとつらさが増すのか。異常はどの程度進行しているのか――。

これらをきちんと突き止めてこそ、最適な解消法を選ぶことができ、やっかいな症状を根本的に解消することもできるのです。

首・肩・腕に現れるトラブルの原因や症状には、大きくわけて2種類あります。

①首の骨（頸椎《けいつい》）周辺の筋肉や関節の異常から始まり、進行するもの

②その他の部位の筋肉や関節の異常から始まり、進行するもの

です。

実は、①と②には関連性があるのですが、まずは本書を手に取ってくださった皆さんの大多数が当てはまるはずの①について、ご自分の状態を知ってほしいと思います（詳しい解説は第2章と第3章を参照）。

そこで早速、いくつかのセルフチェックを用意しました。

20〜21ページのセルフチェックでは、日常生活を思い出しながら、自分自身に当てはまる症状の項目にチェックを入れましょう。これによって、現在の症状の進行具合がわかります。また、22〜25ページでは、トラブルの正体をより正確に把握できるよう、〝動いて行うセルフチェック〟も紹介しています。

すべてのチェックテストを行って、今後のセルフケアに役立てましょう。

セルフチェック 日常生活編

症状Ⓐ

□デスクワークや運転などを長時間した後に限って、首や肩のこりや張りが出る

□自分で軽くもんだり、お風呂に入って温めたりすると、こりや張りはほとんど気にならなくなる

□普通に日常生活を送っているぶんには、首や肩に痛みを感じることはない

▼

筋肉疲労などによる首こり・肩こり

症状Ⓑ

□首や肩にある違和感が、「こり」や「張り」というよりも、「痛み」に変わってきた

□首や肩がガチガチに固まっているうえ、ひどいときには頭痛、めまい、吐き気、耳鳴りなども感じることがある

□マッサージをいくらしても、つらい症状はほとんどよくならない

□以前から使っている枕が合わないと感じるようになった

□「姿勢が悪い」と自覚したり、指摘されたりする機会が増えた

▼

頸椎症《けいついしょう》

自分で治すための

症状C

- □首や肩の痛みは、ほぼ常にあるような状態だ
- □首を後方に反らしたり横方向に動かしたりすると痛みはひどくなるが、元の位置に戻すと痛みは和らぐ
- □最近、左右どちらかの手や腕にしびれが出るようになった
- □咳やくしゃみをしたとき、首や肩、腕などに強い痛みが走ることがある
- □「箸が使いづらい」「服のボタンが留めにくい」など、手を思い通りに動かしづらくなった

▼

頸《けい》椎《つい》椎《つい》間《かん》板《ばん》ヘルニア

症状D

- □首を動かすと、しびれが脚に出る。または、脚のしびれが変化する
- □尿や便が出にくくなったり、まっすぐ歩きづらくなったりしている
- □「食事を飲み込みにくい」「声が出にくい」など、のどの違和感を覚えることがある

▼

頸《けい》髄《ずい》症《しょう》

その1

壁を使ったストレートネック診断

首や肩のこり、痛みのほとんどは、「ストレートネック」から始まります。これは、本来ゆるやかにカーブしている首の骨（頸椎）が、まっすぐになってしまうことで、首に大きな負荷がかかる状態です。"首や肩のトラブルの元凶"があるかどうか、まず調べてみましょう。

〈 やり方 〉

1. 壁を背にして、自然体で立つ。
2. このとき、「お尻」「肩甲骨」「後頭部」の３カ所が、特に意識をしなくても自然と壁につくかどうかをチェック。後頭部が壁についていない場合は、ストレートネックの可能性大。

自分で治すための

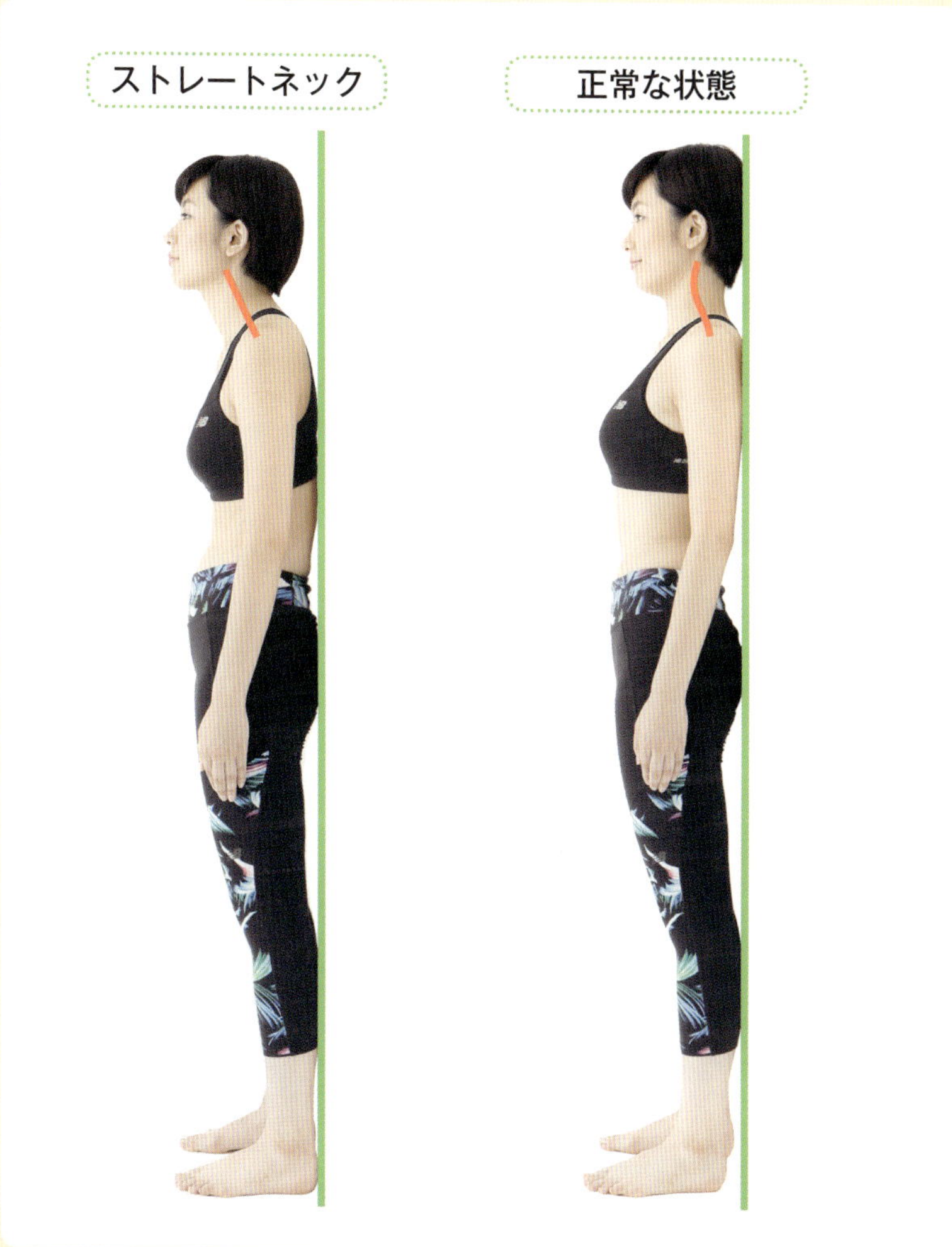

セルフチェック 動作編

その2 頸椎回旋テスト

頸椎が固まってしまうと、首の動く範囲（可動域）が狭まります。首痛や肩こりを解消するためには、このように首の異常が進行しているかどうかも見逃せません。

〈 やり方 〉

1. イスに深く座り、姿勢を正した状態のまま、肩を動かさずに首だけを動かして、左右90度をゆっくり交互に見る。
2. このとき、首がうまく回旋しなかったり、左右に動く範囲に大きな差があったりする場合は要注意。頸椎の異常がさらに進行し、頸椎症の段階になっていると考えられます。

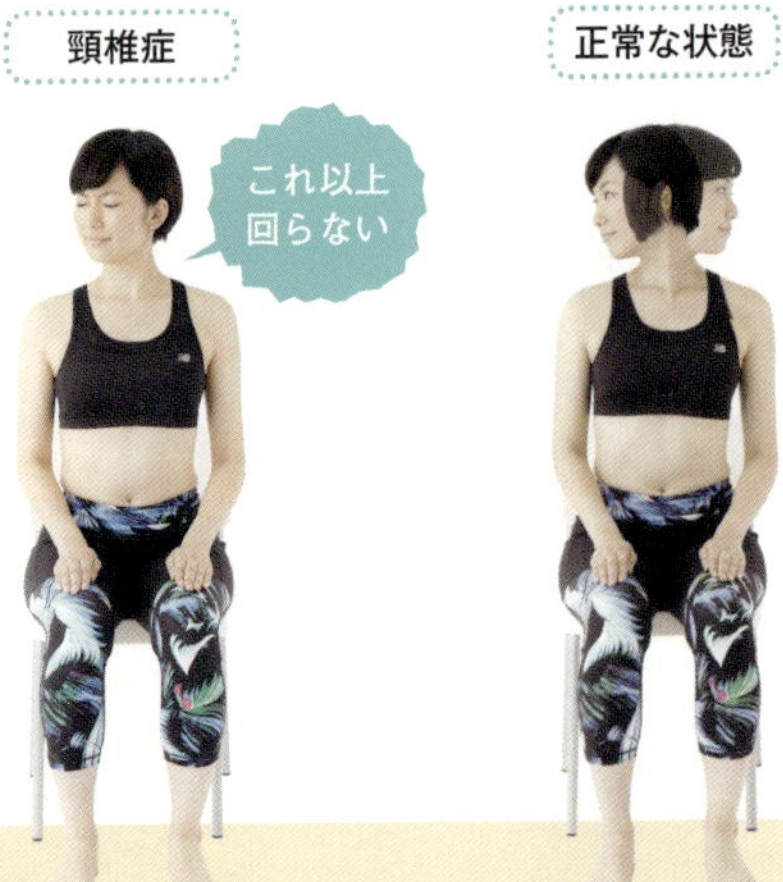

自分で治すための

その3 腕のしびれテスト

頸椎の状態がさらに悪化すると、いわゆる「首のヘルニア（頸椎椎間板ヘルニア）」が発生し、強い痛みやしびれが現れます。このテストでは、ヘルニアの有無だけでなく、頸椎のどこに異常があるのかも判別できます。

〈 やり方 〉

1. 首を後方に反らしながら、痛みやしびれがあるほうに頭を傾ける。
2. 傾けた頭を、手で上から軽く押さえても可。このとき、首・肩・腕・手の痛みやしびれが強くなるかをチェック。これで痛みが強まる場合は、頸椎の異常がさらに進行していると考えられます。

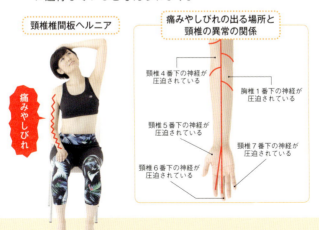

頸椎椎間板ヘルニア

痛みやしびれの出る場所と頸椎の異常の関係

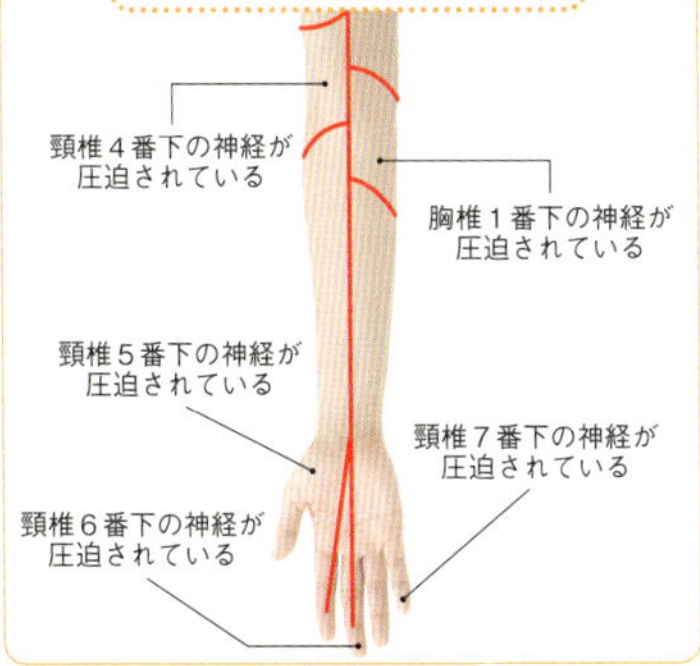

の診断結果

首・肩・腕はきわめて近い位置関係にあり、組織的にもつながっています。ですから当然、**よくない状態を放置していれば、こり、張り、痛みなどの〝負の連鎖〟がどんどん広がり、症状も重症化**していきます。

首や肩のトラブルは一般的に、「筋肉疲労などが原因の首こり・肩こり」⬇「問題が筋肉レベルを超え、頸椎に異常が発生して起こる頸椎症」⬇「頸椎の椎間板が突出し、痛みやしびれが腕・手にまで及ぶ頸椎椎間板ヘルニア」⬇「握力が低下し、しびれや痛みが脚にまで現れる頸髄症」といった段階を踏んで進行します。

このように、「トラブルがどの程度広がって重症化しているか」を簡単にチェックできるのが20～21ページにあるテストです。

このテストの各症状の欄にあるさまざまなチェック項目は、首や肩のトラブルが進行するにつれて現れる代表的な症状を挙げています。つまり、症状Ⓐは**筋肉疲労などによる首こり・肩こり**、症状Ⓑは**頸椎症**、症状Ⓒは**頸椎椎間板ヘルニア**、症状Ⓓは**頸髄症**で現れてくる症状なのです。

セルフチェック

Ⓐ・Ⓑ・Ⓒ・Ⓓのそれぞれにつき、該当する項目が半分以上ある場合には、首・肩・腕のトラブルがその段階まで進行していると考えてください。

また、22～25ページにある3種類の動作チェックも行えば、頸椎の異常をより正確に見極められます。その1のテストで陽性なら**ストレートネック**に、その2のテストで陽性なら**頸椎症**に、その3のテストで陽性なら**頸椎椎間板ヘルニア**になっていると判断してください。

これらのトラブルを根本的に解消するためには、**頸椎はもちろん、その周辺にある骨・筋肉・関節なども正しい状態に矯正することが不可欠**です。

次のページからは、そのために最適な基本体操を紹介します。誰でも簡単に実践でき、とても効果のあるセルフケア法ですから、ぜひ実践してください。

筋肉を
ゆるめる

基本の体操
1

いないいない ばあ体操

肩・背中のこり固まった筋肉を簡単かつ効率的にゆるめるストレッチ。軽度の首こりや肩こりなら、これだけでぐっと楽になります。

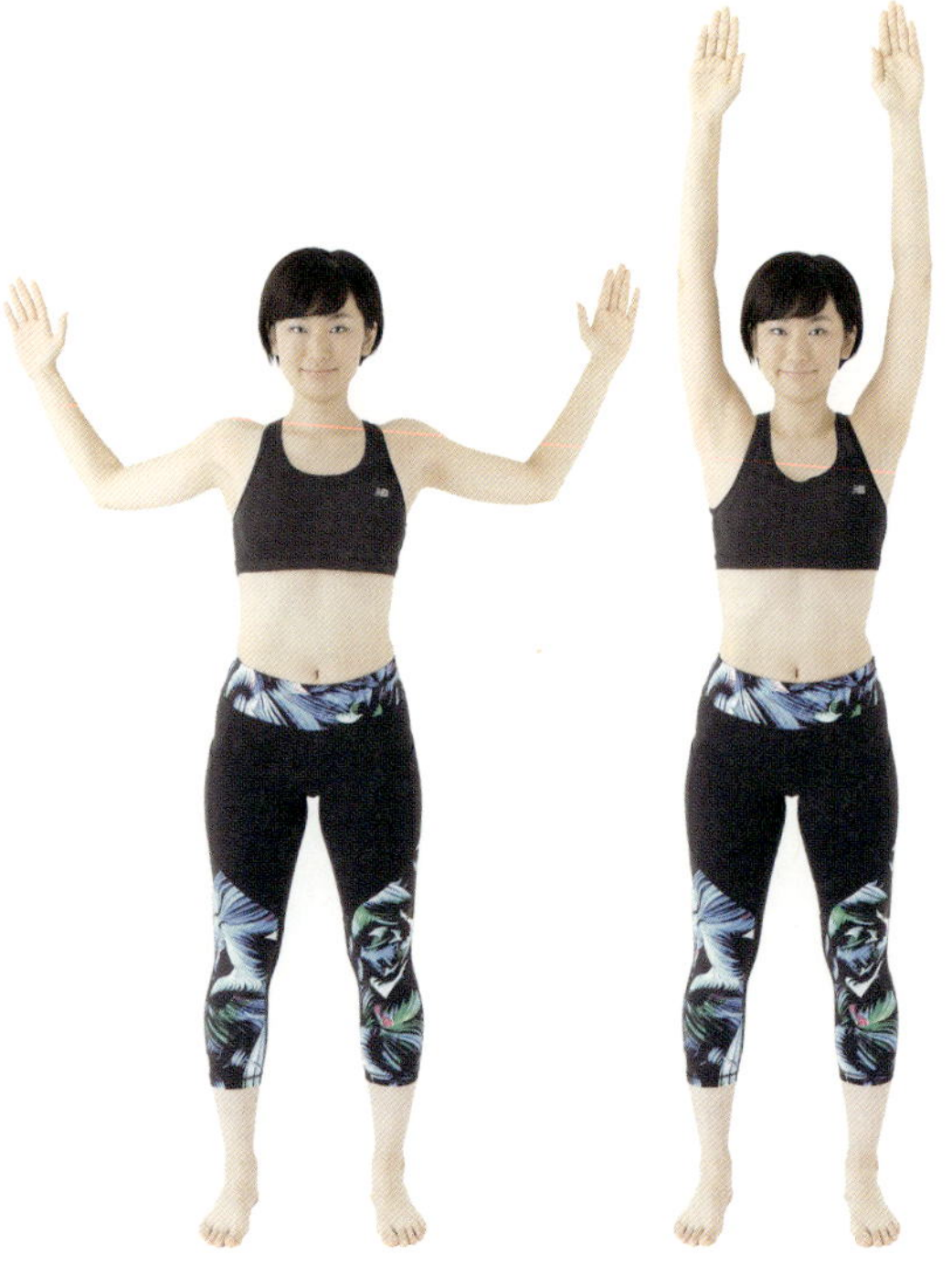

1

両腕を高く上げて
5秒間キープ

手のひらを正面にむけて、両腕を頭上へできるだけ高く上げて5秒間キープする。

2

胸を開きながら
両腕を引き下げる

その後、両腕を背中側に引き寄せながら、ゆっくりと下げる。胸を大きく開くようなイメージで。

3

両ひじをくっつけて 5秒キープ

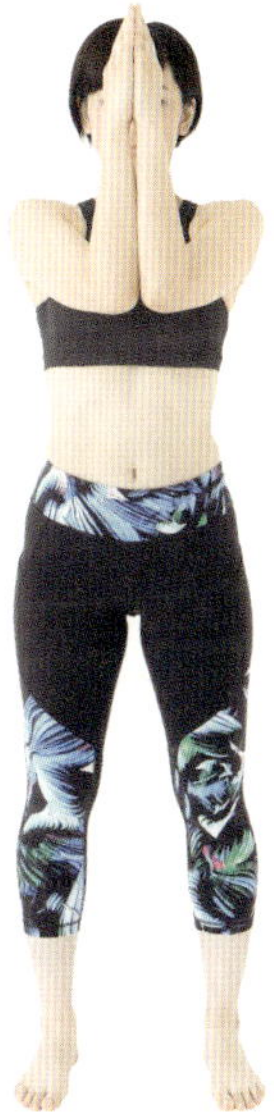

胸の前で両ひじを揃え、手のひらもぴたりと合わせて5秒間、体勢をキープする。

4

両腕を後方に引いて 5秒間キープ

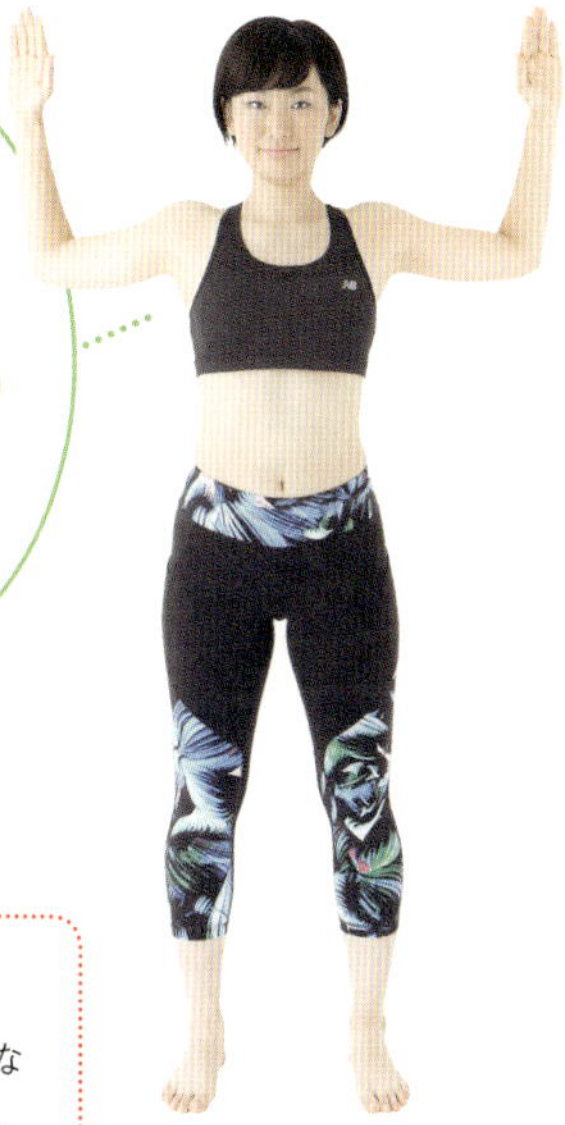

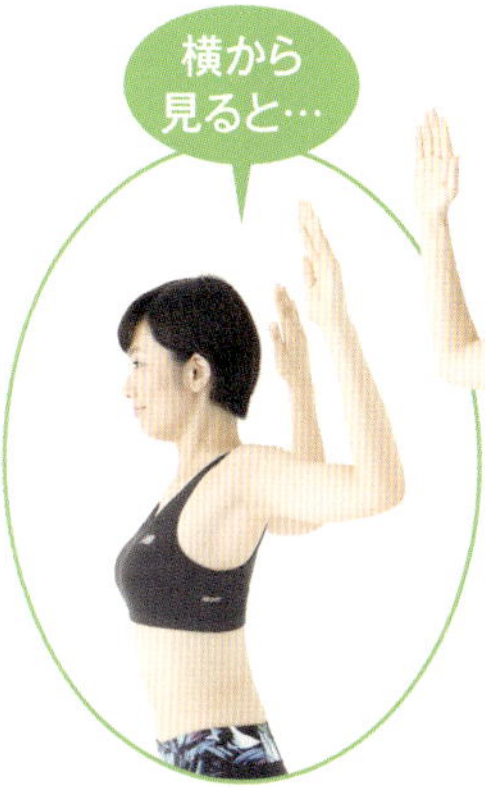

両腕の高さはそのままで、両腕を後方へとゆっくり開き、胸を張る。両腕が「これ以上いかない」という角度まで開いた体勢を5秒間キープする。

ポイント

回数の目安は特になく、首や肩のこり、張り、だるさを感じるたびに行っても可。肩甲骨の動きを意識し、肩から背中にかけての筋肉全体を伸ばすイメージで行うと効果的。

正しい姿勢を
習慣づける

基本の体操 2

あご押し体操

いつでもどこでも行えて、
ストレートネックの解消にぴったり。
毎日気づいたときに行えば、
およそ2～3週間でストレートネックが治ります。

1

頭を前方に突き出す

頭と背すじをまっすぐ伸ばしたまま、体の位置は動かさずに、頭だけをできるだけ前方に出す。あごに親指と人差し指をそえる。

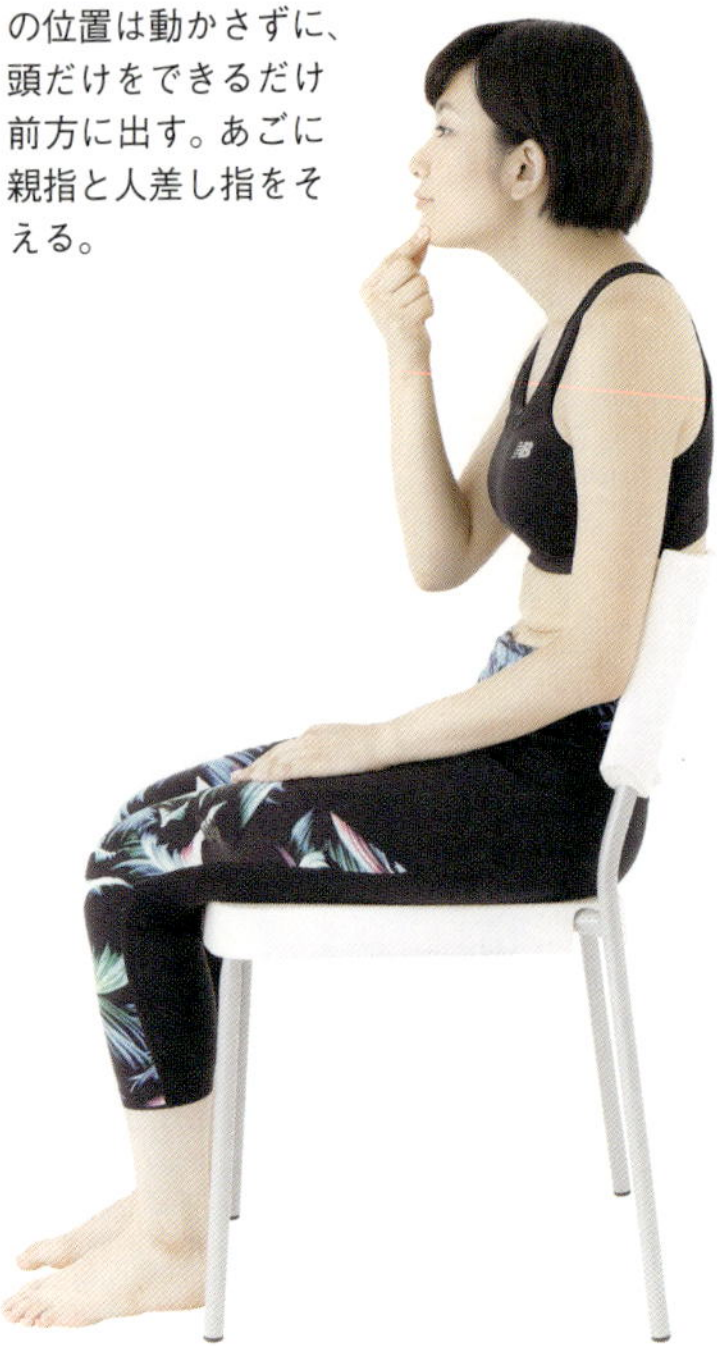

ポイント

頭をあえて前方に出すのは、ストレートネックの「悪い姿勢」を確認するため。また、あごをうまく押し込めない場合は、イスの背もたれや壁に背中をつけてると、行いやすい。

こんな方法も!

ひも縛り体操

自宅でストレートネックをじっくり矯正するなら、この方法もおすすめ。約２ｍのひもを用意し、ひもの中心をあごに当ててから背中側をたすきがけで通し、ひもの両端を胸の前で強めに引っ張ってから縛る。この状態で１日に30分間ほど過ごすと、ストレートネックが自然と矯正される。

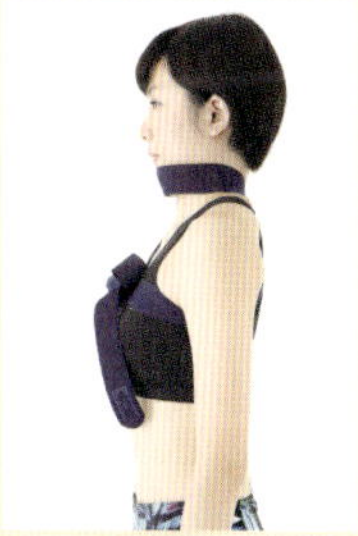

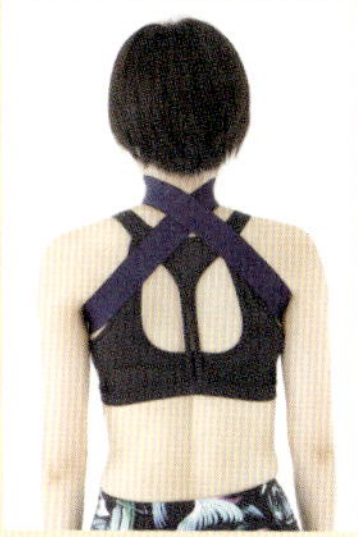

2

あごをグッと押し込む

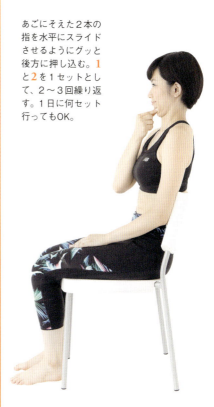

あごにそえた２本の指を水平にスライドさせるようにグッと後方に押し込む。**1**と**2**を１セットとして、２〜３回繰り返す。１日に何セット行ってもOK。

骨を揺らして整える

基本の体操 3

頸《けい》椎《つい》横《よこ》突《とっ》起《き》つかみ体操

頸椎を直接つかむようなアプローチで、正常な状態へ頸椎を矯正します。頸椎の下のほう（第5・第6・第7頸椎）の異常を正す効果は抜群です！

1

首の骨の横の出っ張りを探す

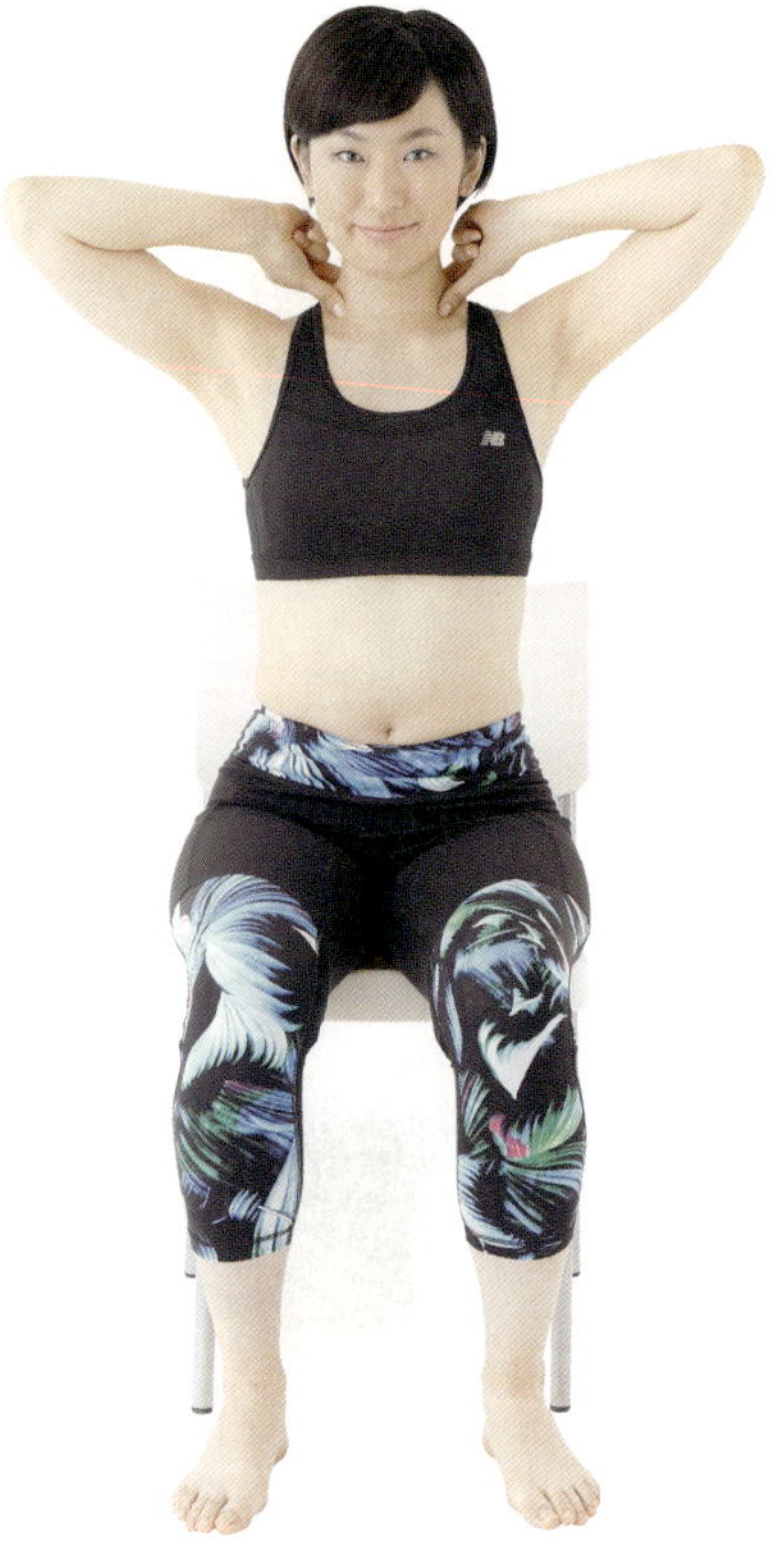

耳の後ろの斜め下あたりに手を当て、首の骨の横側にある出っ張った突起を確認する。

2

出っ張りをつかみ
前後に揺らす

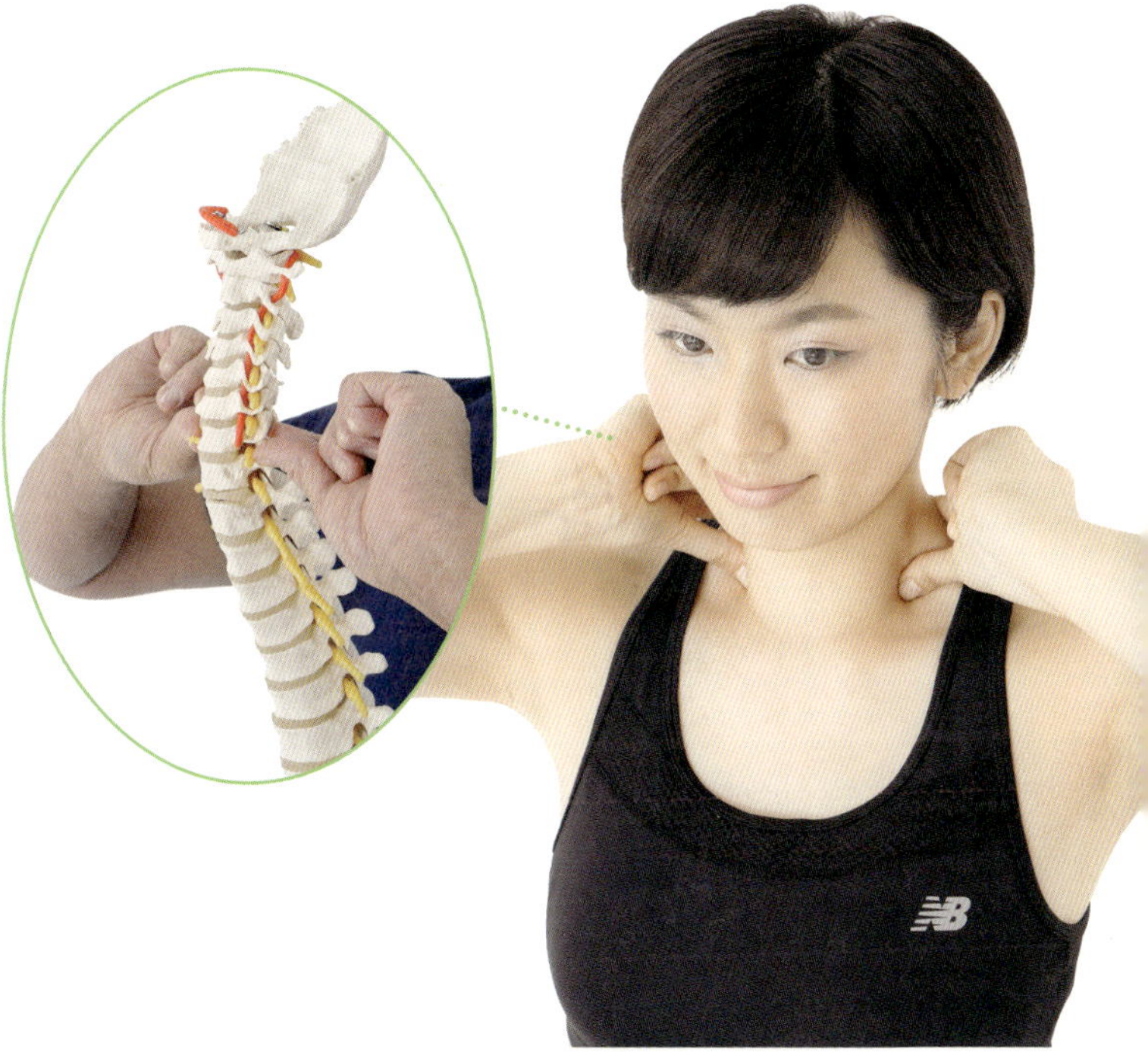

その突起を親指と人差し指でつかみ、30秒間ほど前後にゆらゆらと動かす。回数の目安は、1日に1～3回。つかむことが困難なら、突起に指を押し当てたまま、上下に揺らしてもOK。

頸椎のカーブを正す

基本の体操 4

首のテニスボール体操

首・肩の痛みやこりの解消だけでなく、そこから連鎖して発生した頭痛、めまい、吐き気、耳鳴りなどを改善する効果もあります。

1

2つのテニスボールをテープで固定する

テニスボール（硬式）を2つ用意する。それらをぴったりくっつけて、ガムテープを巻き固定する。

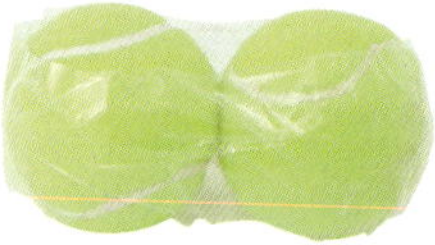

2

頭と首の境目にテニスボールをセット

頭と首の境目に、1で用意したボールが左右中央にくるように当てる。

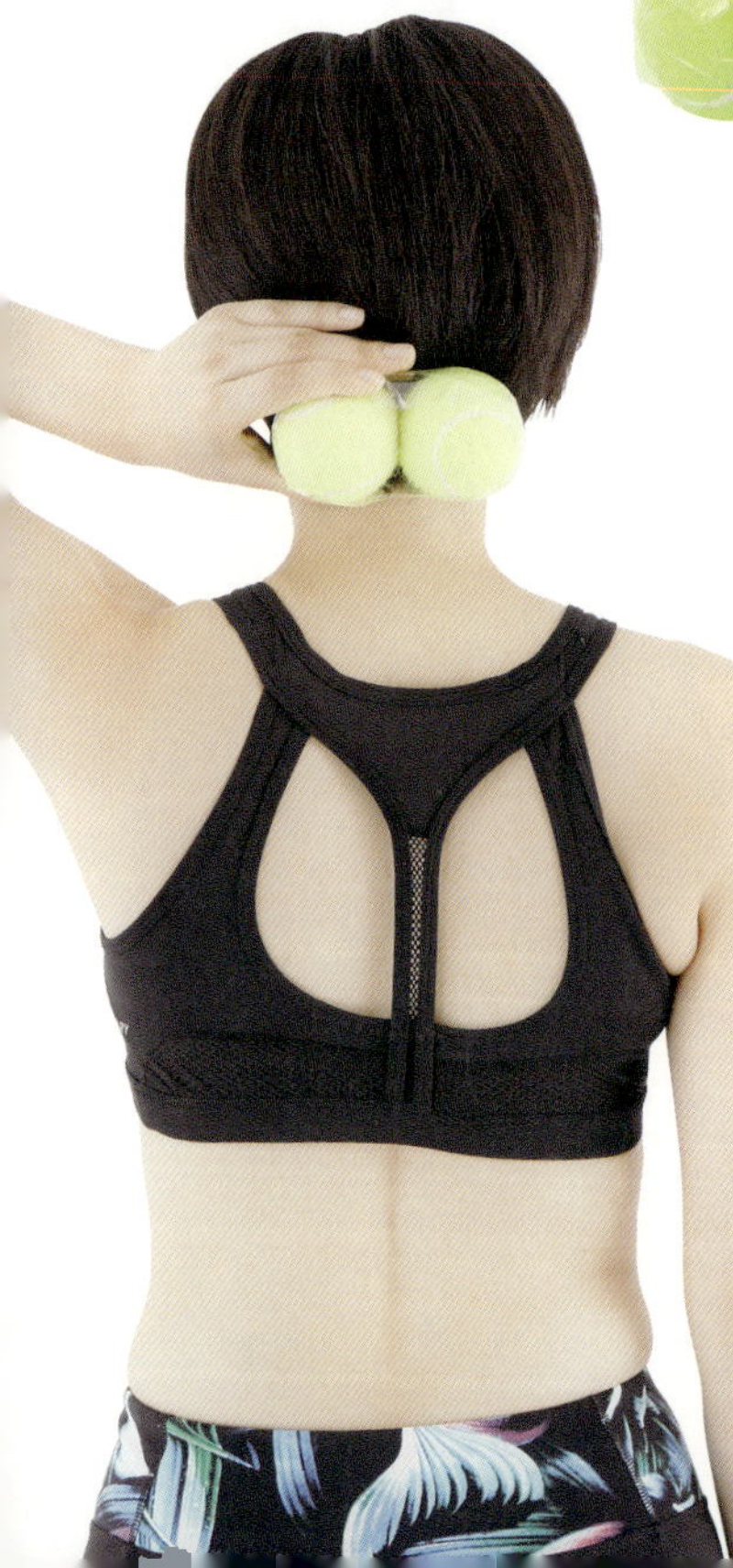

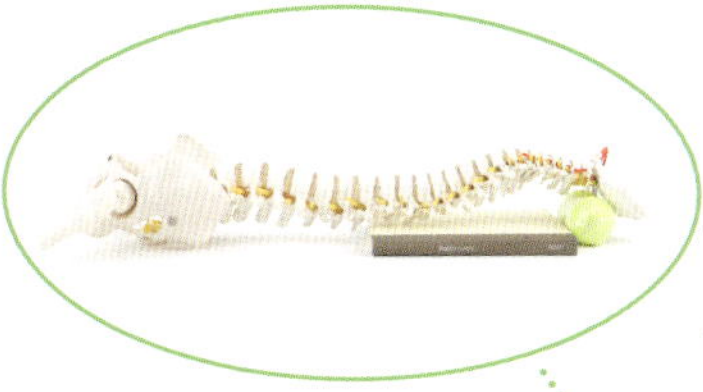

3

1〜3分間、仰向けに寝る

テニスボールの位置はそのままで、たたみやフローリングなどの硬い床に仰向けに寝て、その状態を１〜３分間キープ。回数の目安は、１日１〜３回。

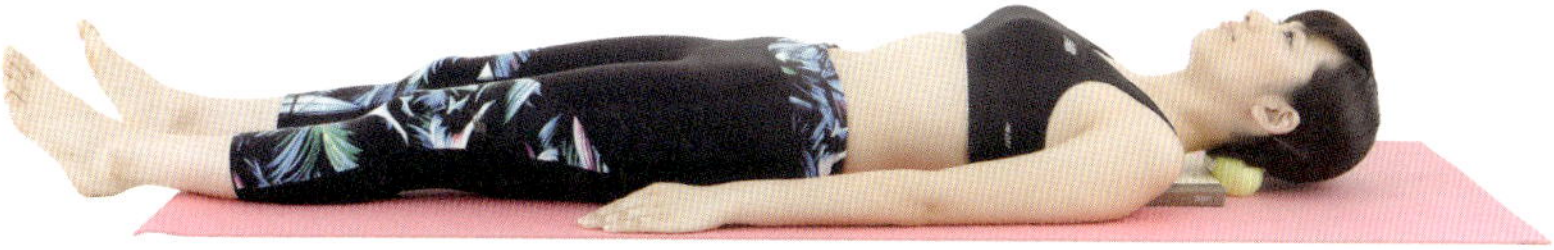

ポイント

背中の下に厚さ２cmほどの本などを敷くと、ボールのずれを防げるのでおすすめ。この体操を行いながら「あご押し体操」を同時に行うと、効果倍増！

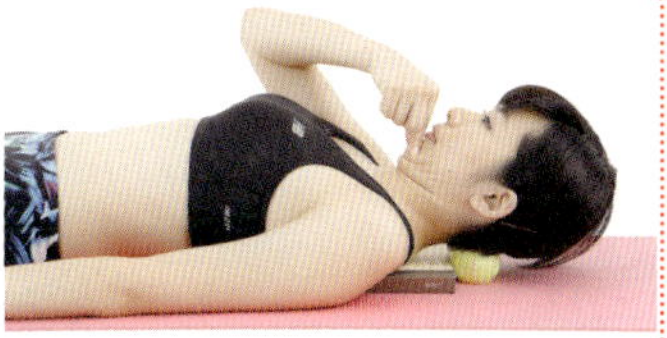

こんな方法も!

肩甲骨のテニスボール体操

ストレートネックがさらに進行した状態（スワンネック）」を矯正したい人は、テニスボールを肩甲骨の位置にセットし、同様に１〜３分間仰向けに寝てみましょう。四十肩・五十肩、胸郭出口症候群に悩む人にも有効。

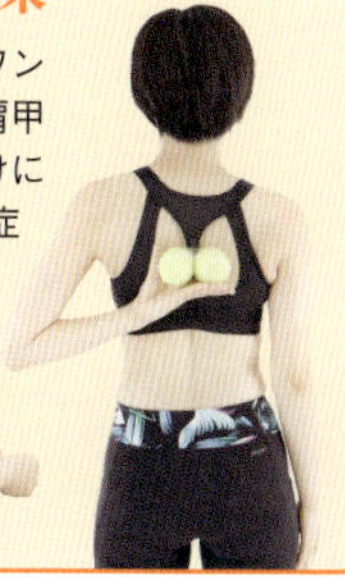

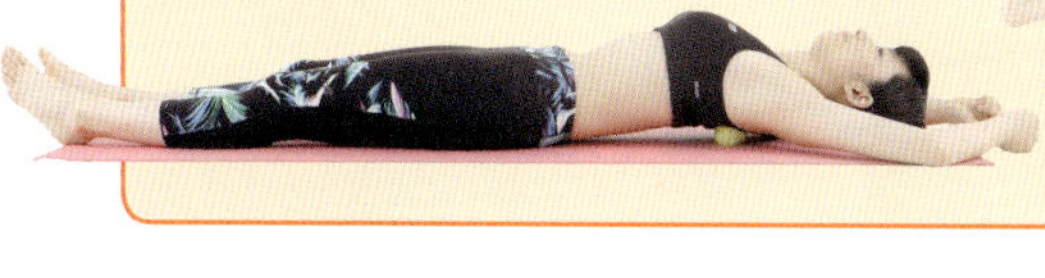

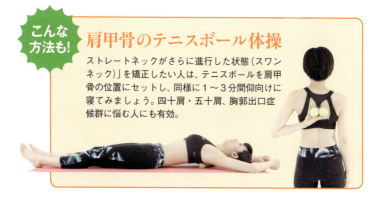

体全体のバランスを整える

基本の体操 5

腰のテニスボール体操

〝全身の関節の要〟である腰の「仙腸関節」に最適な刺激を与えれば、頸椎がいっそう理想の状態に近づきます。猫背の改善、腰痛解消にも有効！

1

2つのテニスボールをテープで固定する

テニスボール（硬式）を２つ用意する。それらをぴったりくっつけて、ガムテープを巻き固定する。

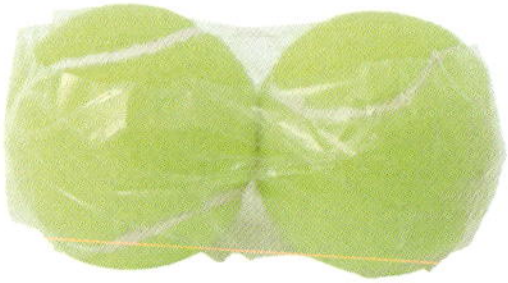

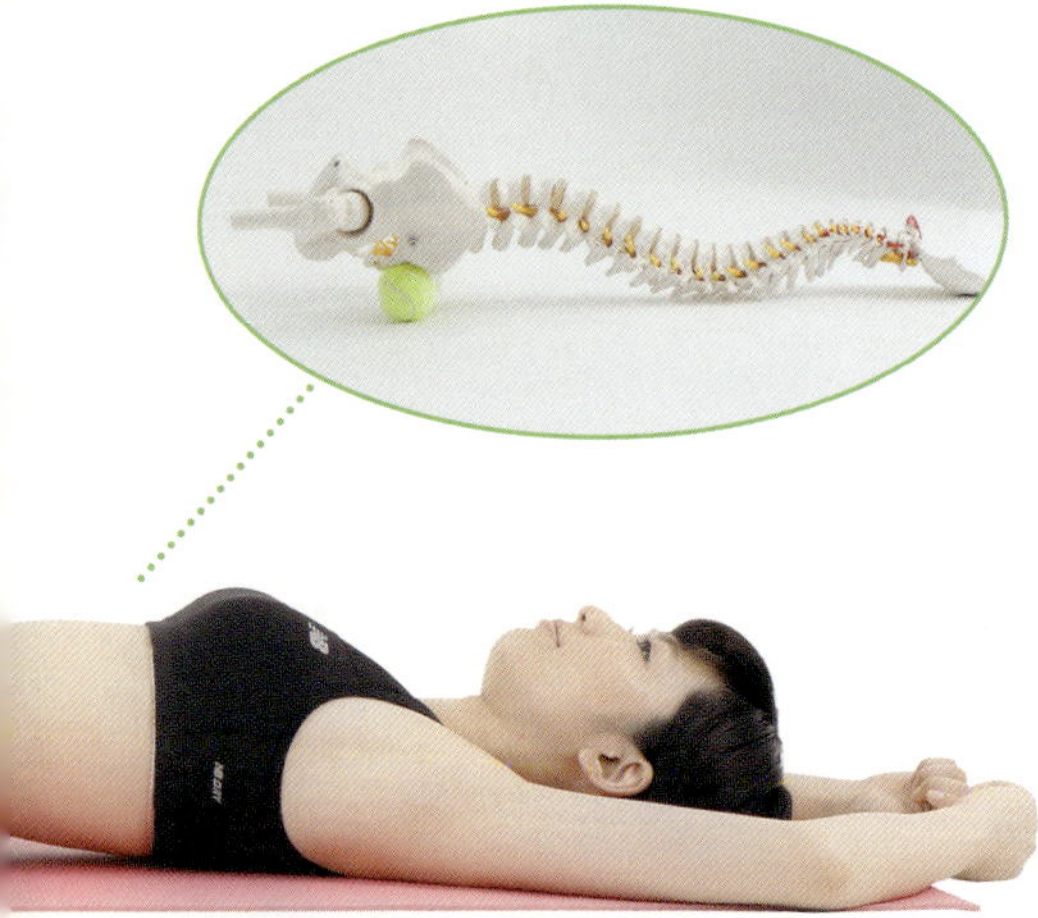

2

尾骨の上にテニスボールをセット

お尻の割れ目の上の出っ張った部分（尾骨）に握りこぶしを当て、1で用意したボールを握りこぶしの上に、左右中央にくるように当てる。

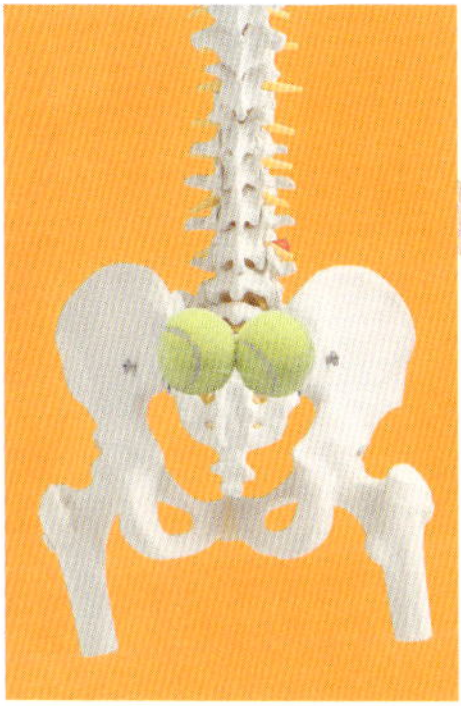

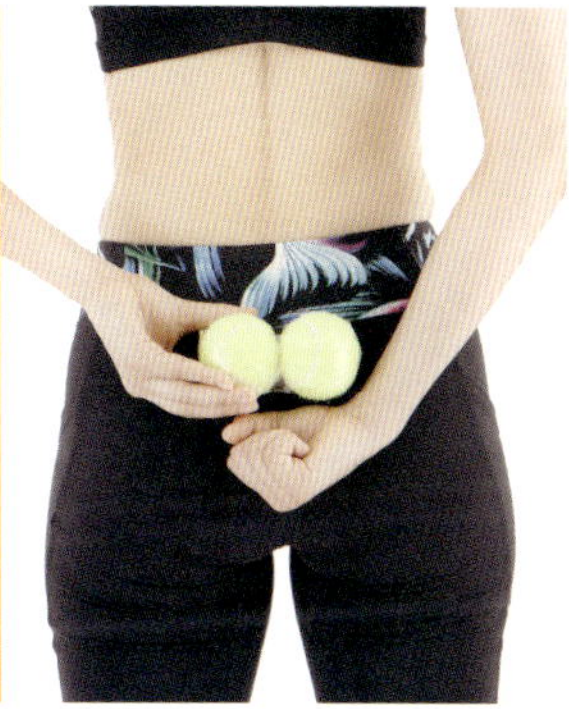

3

1〜3分間、仰向けに寝る

テニスボールの位置はそのままで、握りこぶしだけを外し、たたみやフローリングなどの硬い床に仰向けに寝る。その状態を１〜３分間キープ。回数の目安は、１日１〜３回。

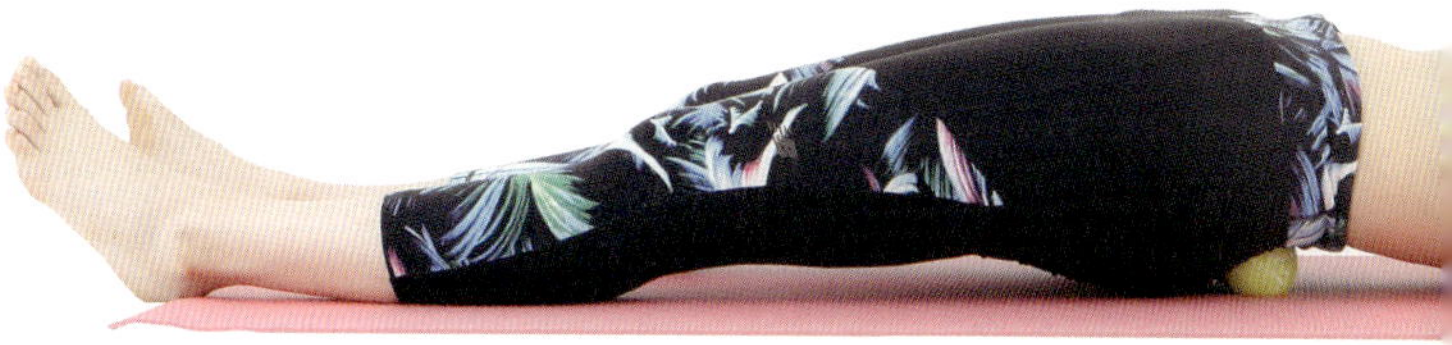

その他の痛み、しびれにも著効の体操を一挙紹介

19ページにあるように、首・肩・腕に現れるトラブルの原因や症状には、大別して2種類あります。ここからは、**「頸椎ではない部位の骨・筋肉・関節の異常によって進行する症状」**のチェック法と、各症状を解消するための体操をお伝えします。

以降のページで解説する症状・疾患は、以下の通りです。

■四十肩・五十肩

正式名称が「肩関節周囲炎」であることからもわかるように、肩関節の組織に癒着や炎症が生じ、**肩から腕を自由に動かしづらくなる**状態です。

■胸郭出口症候群《きょうかくでぐちしょうこうぐん》

鎖骨のすぐ下にある関節（第1肋椎関節《ろくついかんせつ》）周辺で神経や血管が圧迫されることで、

腕や手にしびれが現れます。厳密には数種類のタイプに細分化されますが、本書では患者数の多い「肋骨鎖骨症候群《ろっこつさこつしょうこうぐん》」と「小胸筋症候群《しょうきょうきんしょうこうぐん》」を取り上げます。

■肘部管症候群《ちゅうぶかんしょうこうぐん》

ひじの内側にあるトンネル状の組織（肘部管）がねじれ、動きが悪くなることによって、**ひじから小指・薬指にかけて痛みやしびれ**が現れます。

■手根管症候群《しゅこんかんしょうこうぐん》

手首の手のひら側にあるトンネル状の組織（手根管）が圧迫されることによって、親指、人差し指、中指、手のひらなどに痛みやしびれが現れます。夜から朝方にかけ、痛みやしびれが出るという特徴があります。

ただし、私のこれまでの診療経験からすると、これらの症状や疾患を抱える患者さんの多くは、頸椎の異常も併発しています。ですから、28～37ページの**基本の体操も行ったうえで、次のページから紹介するセルフケアを実践することをおすすめ**します。そのほうが、痛みやしびれを早く治せるという実感があるのです。

症状別

四十肩・五十肩

激しい痛みが落ち着いた時期に、
少しずつ腕を動かすのが「治すコツ」。
無理のない範囲で毎日、ゆっくり腕を動かせば
まったく動かなかった腕も上がるように！

チェック法 背中で指タッチ

左右の手を背中に回し指先をくっつける

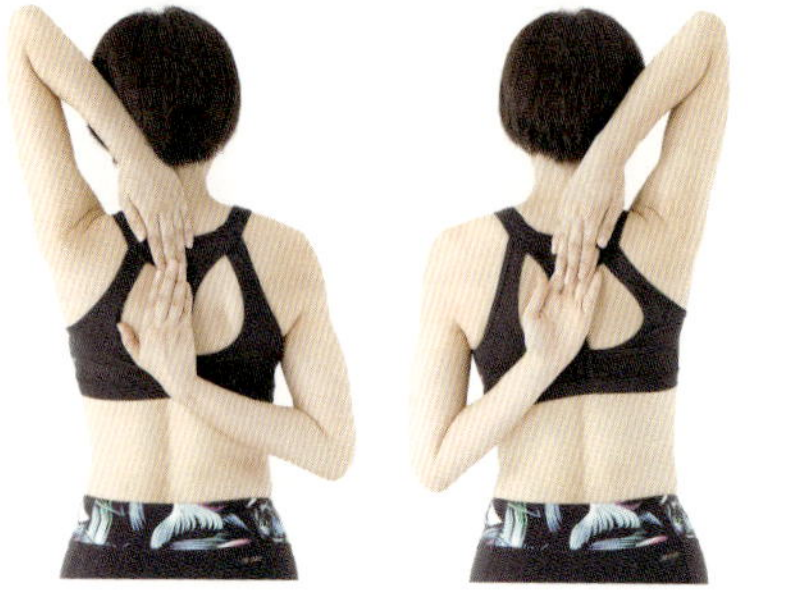

背中に向けて、片腕を上から、もう片方の腕を下から回して、指先をつける。同様の動きを反対の腕でも行う。指先がくっつかないとき、下から回したほうの腕の肩に、四十肩・五十肩がある可能性大。

セルフケア 1 枕挟み体操

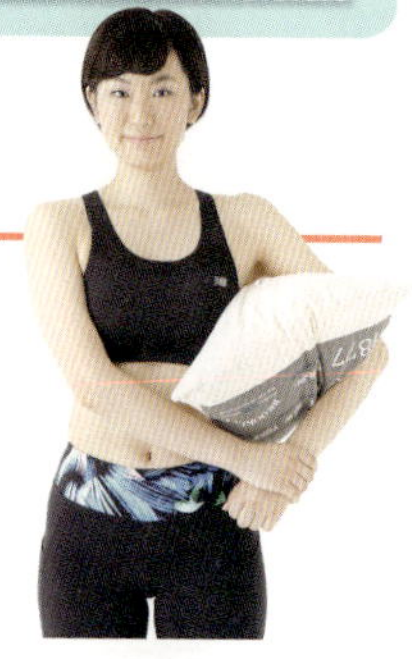

1 脇の下にクッションを挟む

硬めの枕やクッションなどをつらいほうの腕で抱えるようにし、脇の下にぴったり挟む。

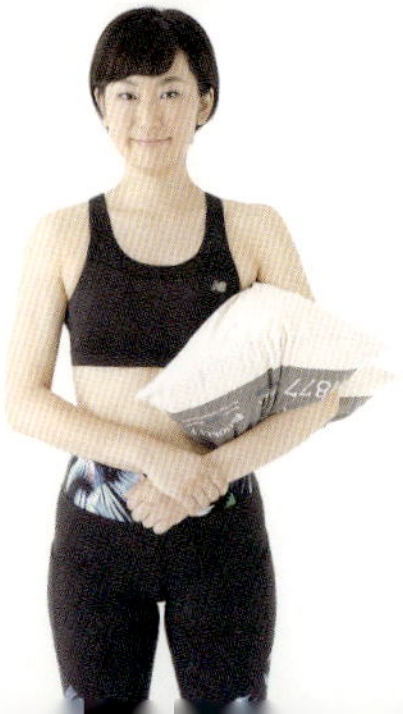

2 肩関節を広げながら腕を引き寄せる

腕を体のほうにゆっくり引き寄せて、“もうこれ以上閉まらない”という状態を30秒～1分間キープ。回数の目安は、1日1～2回。肩の関節をゆるめて広げるイメージで行うと効果的。

セルフケア 2 腕引っ張り体操

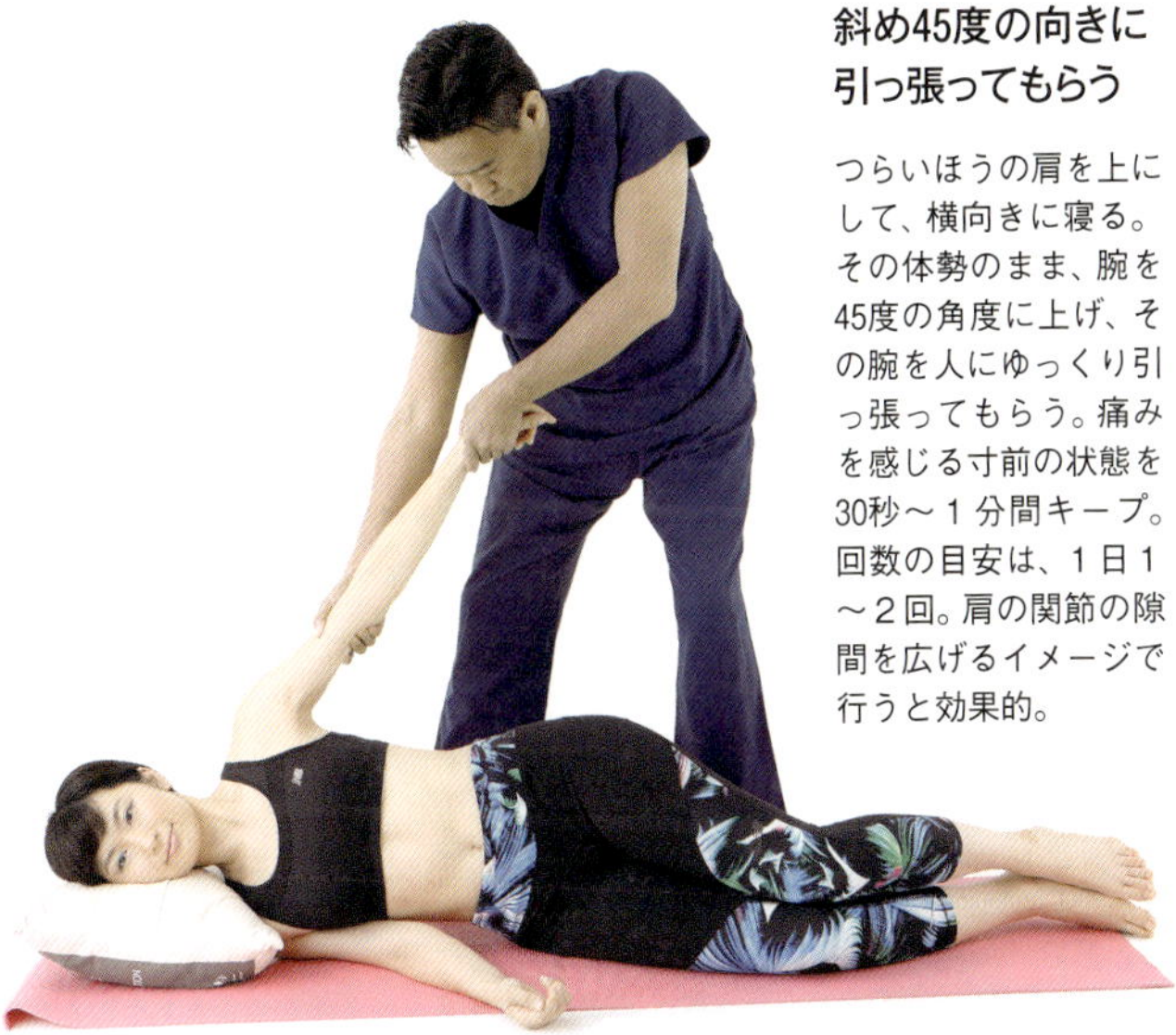

腕を斜め45度の向きに引っ張ってもらう

つらいほうの肩を上にして、横向きに寝る。その体勢のまま、腕を45度の角度に上げ、その腕を人にゆっくり引っ張ってもらう。痛みを感じる寸前の状態を30秒〜1分間キープ。回数の目安は、1日1〜2回。肩の関節の隙間を広げるイメージで行うと効果的。

日常生活の工夫

「たすきがけ」(詳細は132ページ)をしながら過ごしたり、「胸張り体操」(91ページ参照)を行ったりすると、痛みの解消効果はさらに高まる。

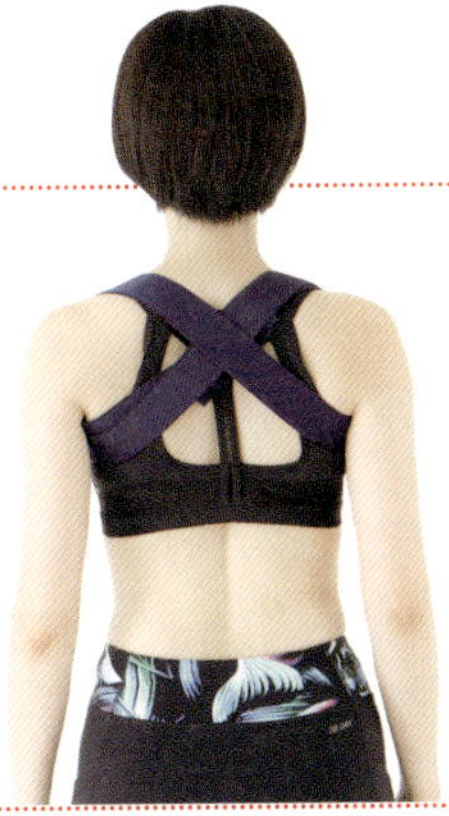

症状別

胸《きょう》郭《かく》出《で》口《ぐち》症《しょう》候《こう》群《ぐん》

肩・鎖骨周辺・腕・手の痛みやしびれがあっという間に楽になる！
つらくなったら、家でも外出先でもすぐに実践してみてください。

チェック法 1 エデンテスト（肋骨鎖骨症候群用）

❶ しびれのある腕を曲げて脈を確認

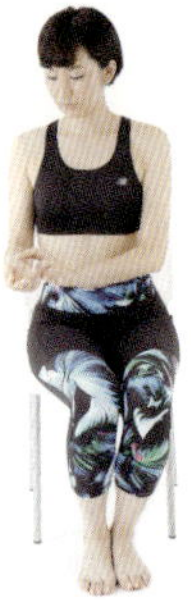

しびれのあるほうの腕の手のひらを上に向けて直角に曲げる。手首に、反対の手の人差し指、中指の指先を当てて、脈を確認する。

❷ 腕をできるだけ後方に持っていく

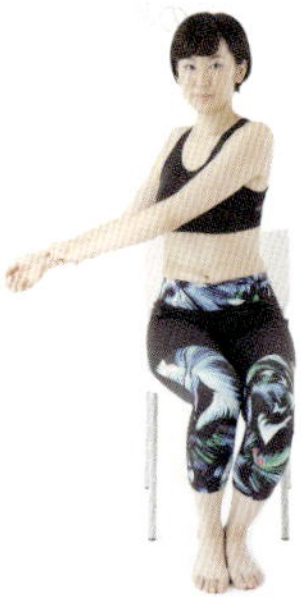

①の体勢のまま、ピッチャーのオーバースローの要領で、腕を後方に向けて限界まで持っていく。

❸ 手首の脈を再度確認

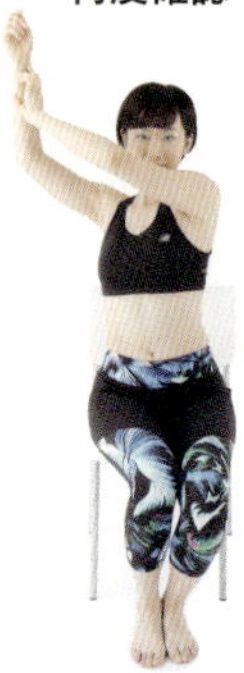

しびれのある腕のひじが肩より高く上がった位置で動作を止め、手首の脈を再度確認。脈が弱くなったり、一瞬止まったりしたら、肋骨鎖骨症候群の陽性反応。

チェック法 2 横向き寝動作（小胸筋症候群用）

肩の痛む側を下にして1～2分寝る

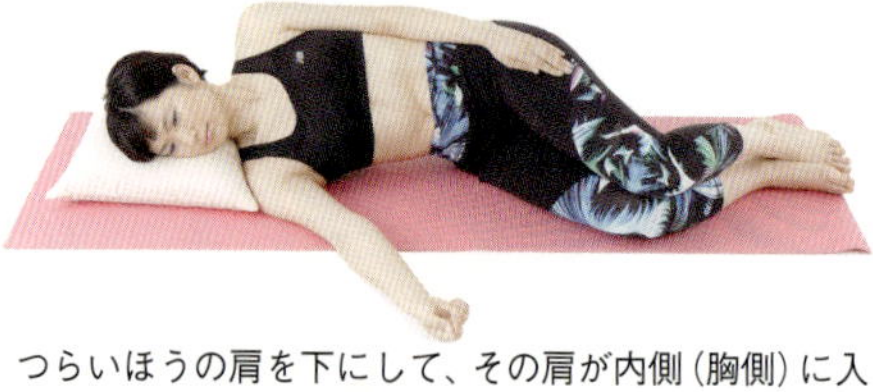

つらいほうの肩を下にして、その肩が内側（胸側）に入るようにしながら横向きに寝る。その体勢を約１～２分間キープするうち、しびれを感じてくるようなら、小胸筋症候群の陽性反応。

セルフケア 1 鎖骨つかみ体操（肋骨鎖骨症候群用）

1 鎖骨の両端を両手でつかむ

つらいほうの鎖骨の両端を、両手の指先で直接つかむ。

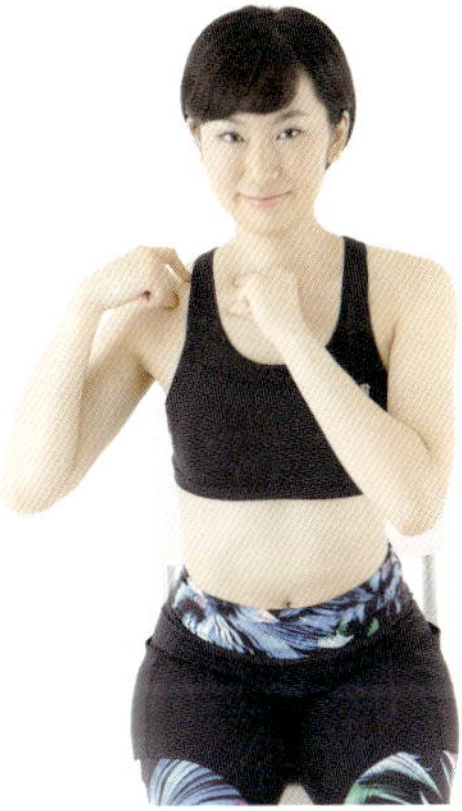

2 手を動かして鎖骨を揺らす

手を上下方向に30秒～１分間、小刻みに動かす。回数の目安は特になく、しびれを感じるたびに行ってもいい。鎖骨を１～２mm動かすイメージで行うと効果的。

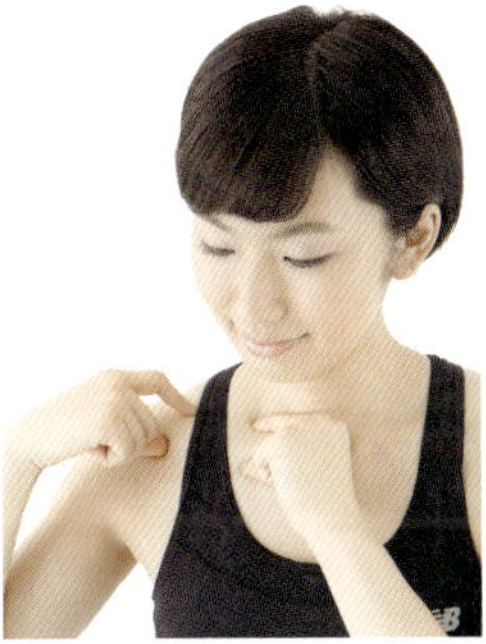

セルフケア 2 小胸筋マッサージ（小胸筋症候群用）

脇の下あたりを円を描くように強めにさする

仰向けに寝た状態で、脇の下と乳輪の間の部分を30秒～１分間、円を描くようにマッサージする。回数の目安は特になく、しびれを感じるたびに行ってもいい。インナーマッスルである小胸筋にアプローチできるよう、少し強めに押し込みながらマッサージをすると効果的。

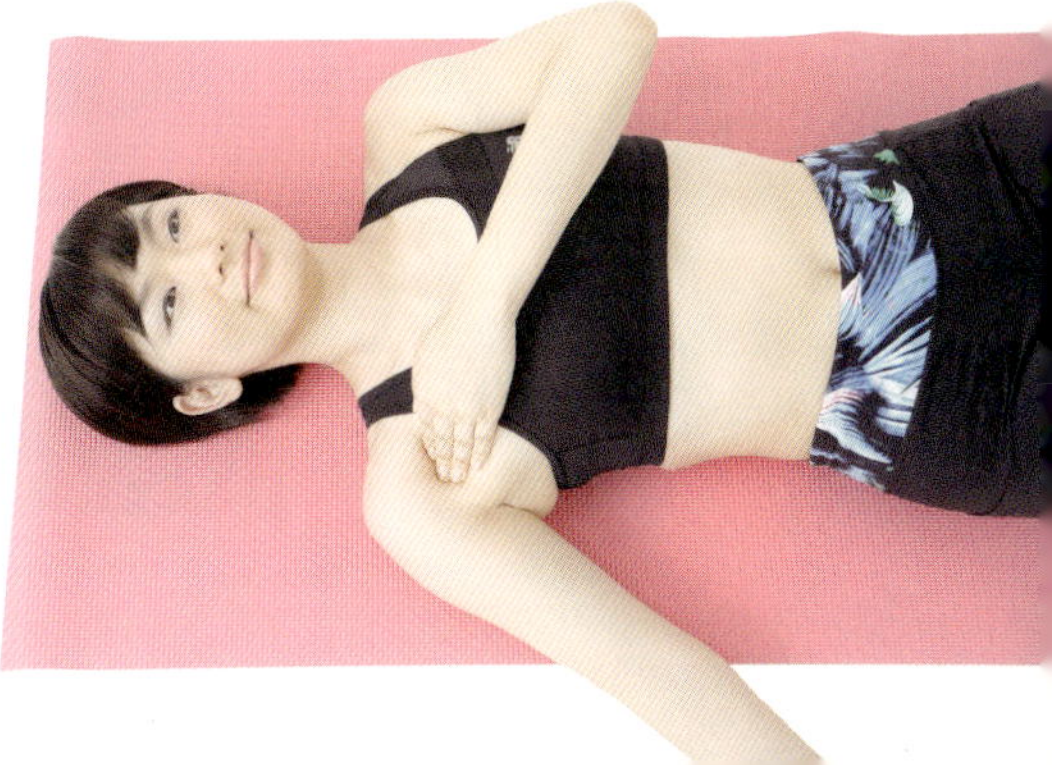

症状別

肘《ちゅう》部《ぶ》管《かん》症《しょう》候《こう》群《ぐん》

ひじから指先にかけての
痛みやしびれがその場で和らぐ！
このセルフケアをマスターすれば
手術なしで完治を目指せます。

チェック法　トントンひじ叩き

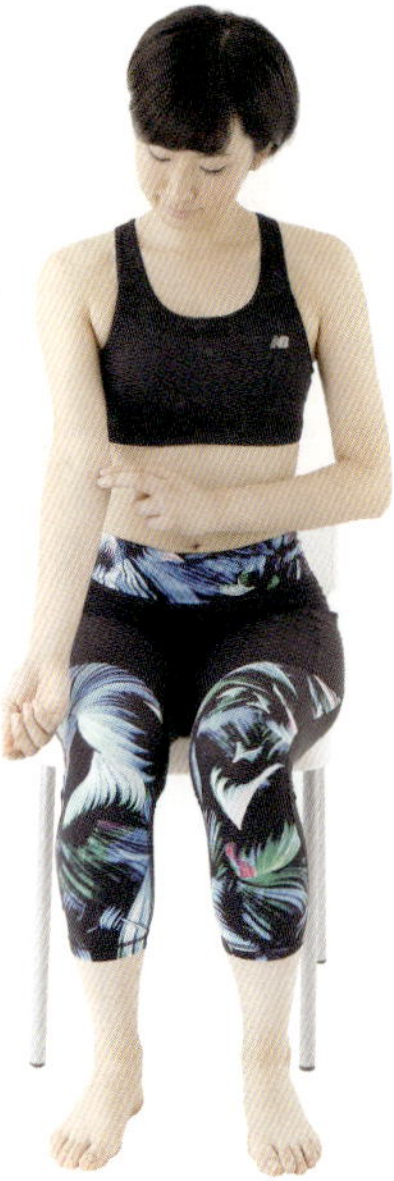

❶ ひじの曲げた部分に指先をそえる

ひじを軽く曲げ、そのひじの内側の部分に人差し指と中指をそえる。

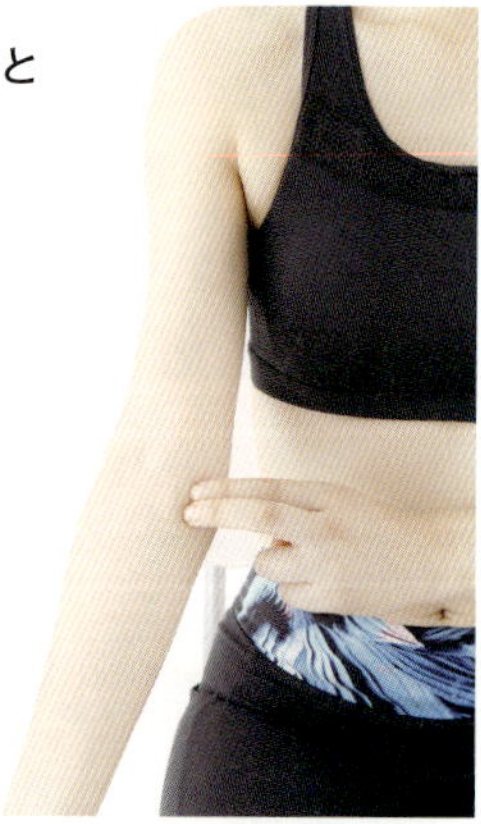

❷ 指先でトントントンと刺激する

２本の指先でやさしくトントンと叩く。このとき、机の角などにひじをぶつけたときにしびれるような、叩くたびに指先までビーンと響く感じがしたら、肘部管症候群の疑いあり。

セルフケア 1

尺骨《しゃっこつ》つかみ体操

1

ひじを軽く曲げて尺骨をつかむ

手のひらを上に向けながら、ひじを軽く曲げ、ひじの内側（小指側）にある尺骨という骨の端をつかむ。ひじ関節から手のひら側に向かってすぐの位置に尺骨の端はあるが、筋肉の下にあるため、しっかり強くつかむことがポイント。

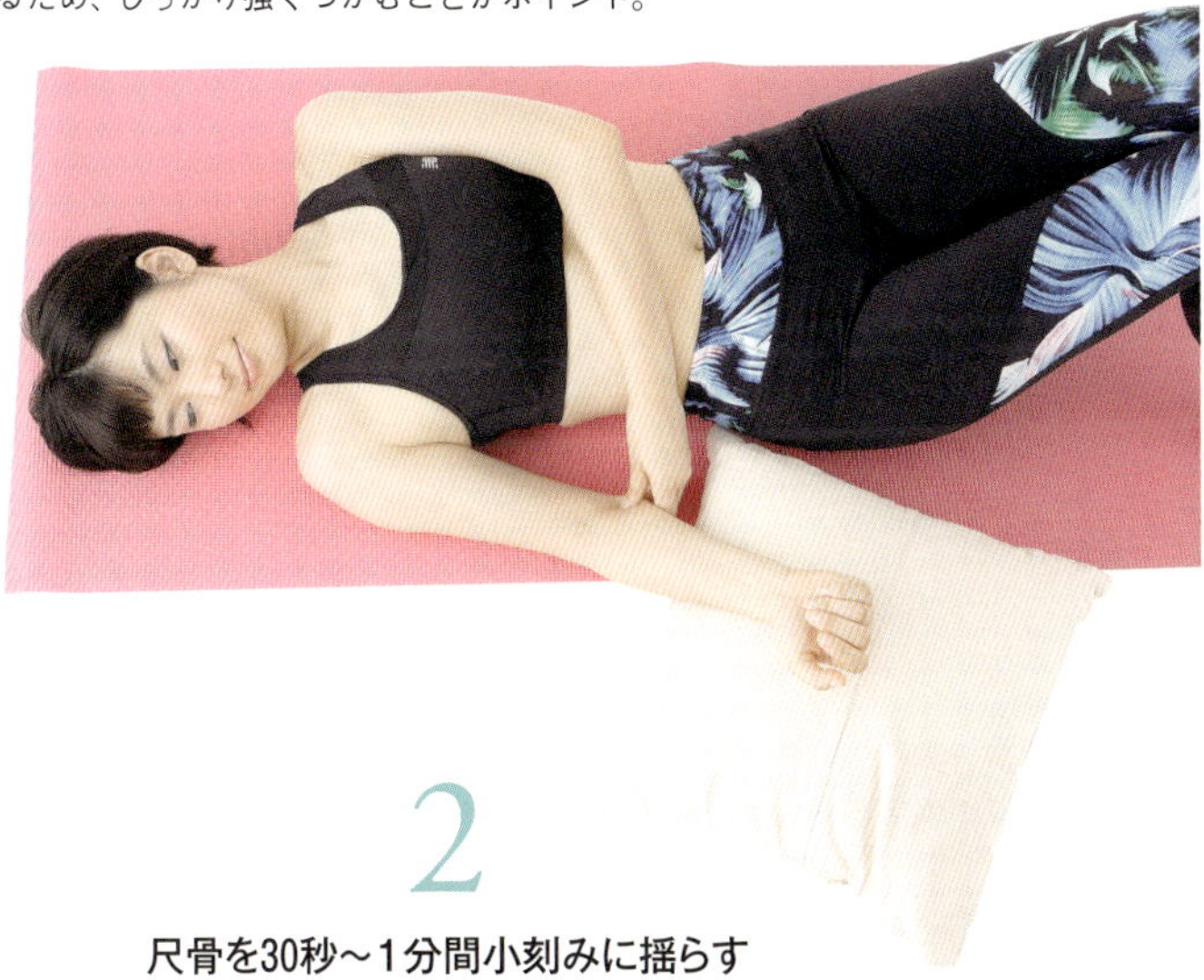

2

尺骨を30秒～1分間小刻みに揺らす

1の体勢のまま、前後に30秒～1分間、小刻みに動かす。回数の目安は特になく、しびれを感じるたびに行ってもいい。座った状態でもいいが、寝そべった状態で、前腕部をクッションなどで高くすると行いやすい。

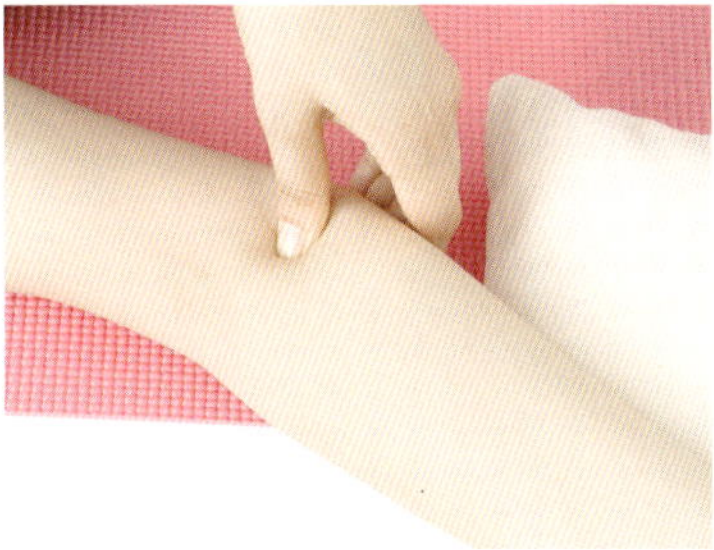

症状別

手《しゅ》根《こん》管《かん》症《しょう》候《こう》群《ぐん》

手の指や手のひらに広がる痛みやしびれが瞬時に解消！毎日継続して行えば弱っていた握力も回復できます。

チェック法 トントン手首叩き

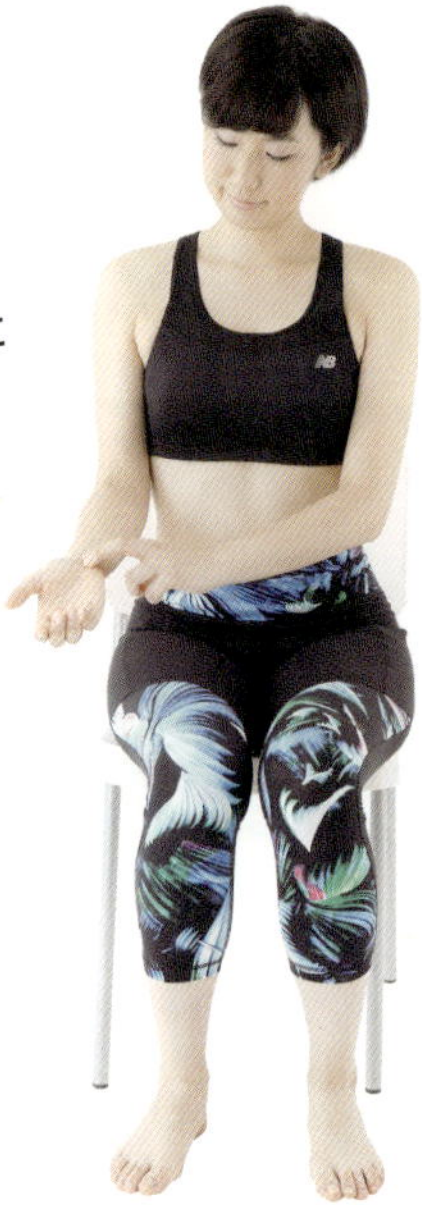

❶ ひじを曲げた手首に指先をそえる

ひじを軽く曲げ、脈をとるようなイメージで、手首の中央部分に人差し指と中指をそえる。

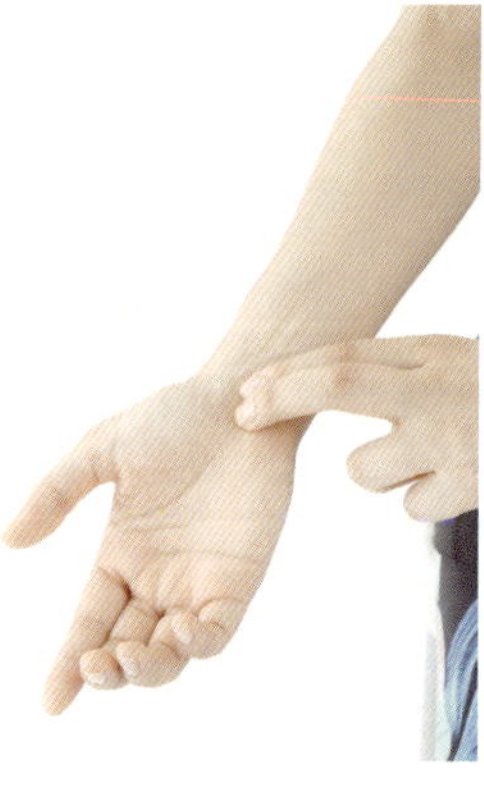

❷ 指先でトントントントンと刺激する

２本の指先でやさしくトントンと叩く。このとき、叩くたびに痛みやしびれを感じたら、手根管症候群の疑いあり。

セルフケア 1 手首押し込み体操

1 月状骨《げつじょうこつ》に親指を当てる

つらいほうの手のひらを上に向け、「薬指の延長線と手首のシワが交差する部分（月状骨）」に反対の手の親指を当てる。

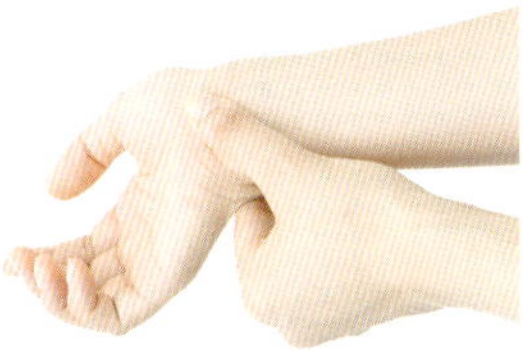

2 月状骨を親指で5～10秒強く押し込む

そのまま手首を内側に曲げるようにして、親指を強く押し込んで5～10秒キープ。回数の目安は、1日1～2回。

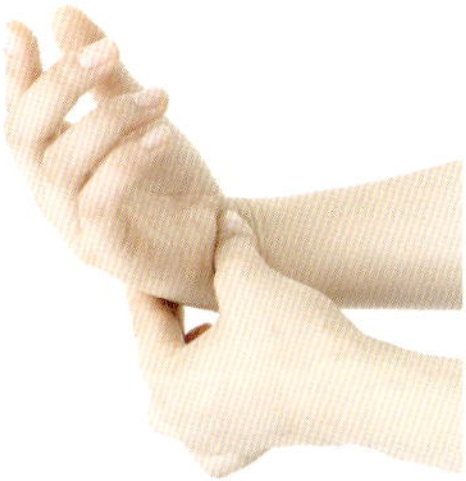

セルフケア 2 腕のマッサージ

腕全体を1～2分間マッサージ

手首～ひじにかけての筋肉をまんべんなく、もんだり円を描くように1～2分間マッサージする。回数の目安は特になく、しびれを感じるたびに行っていい。加えて、こまめに二の腕の筋肉のマッサージを行うと、痛みの解消効果はさらに高まる。

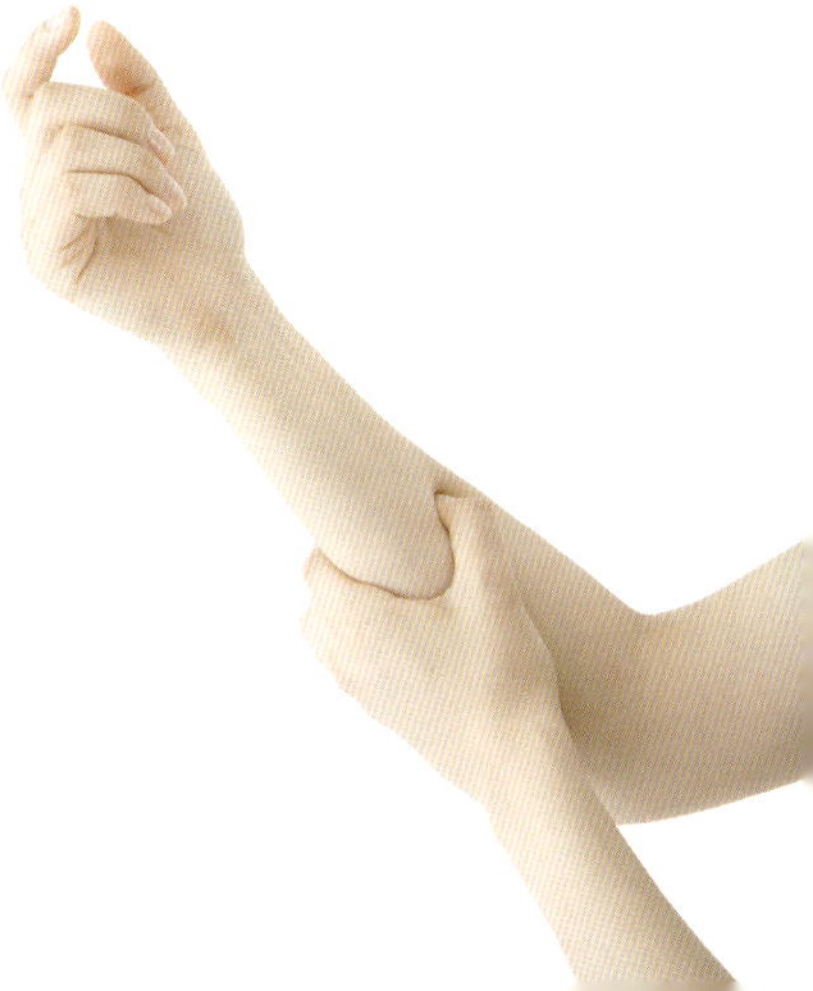

第2章

首・肩・腕・手のトラブルは自分で治せる！

「肩こりで筋肉がガチガチ」は大きな勘違い

首や肩のこりを感じたとき、日本人がまるで〝お約束〟のようにする動作があります。「ほんとうにつらいなぁ」などと言いながら、首の付け根あたりを自分の手でもむ行動です。

そして、「やはり筋肉がガチガチに固くなっている」と思い込み、さらに強くもみ込んだり、マッサージ店に駆け込んだりしています。

ここで、はっきり言っておきましょう。

その対処法で改善できる首こりや肩こりは、ほんの一部です。いわゆる**慢性的な首・肩のこりや痛みを解消することは、ほぼ不可能**と考えてください。

「そんなことはない！」と反論する方がいらっしゃるかもしれません。

では、ちょっと考えてみてください。

ガチガチに固くなっているところを、もんだりマッサージしてもらったりして、その日1日は「楽になった」と感じられるかもしれません。

しかし、**すぐにまた、同じようなつらさがぶり返している**のではありませんか？

本書を手に取り、読み始めてくださった方の多くは、おそらく何か月、何年と、首や肩の頑固なこりに悩まされていることでしょう。ならばやはり、**もんだりマッサージしてもらったりしても、慢性的な首こり、肩こりを治すには至らない**ということになるはずです。

ですから、自己流の判断や対処法はもうやめて、トラブルの根本的な解決を目指すようにしてください。

その第一歩として、先にお話しした行動に潜んでいる「大きな勘違い」をお伝えしましょう。

首の付け根あたりをもみながら、「やはり筋肉がガチガチに固くなっているな」などと思い込む――。このように考えるのは、間違っています。


実は、このときに**固く感じているのは、筋肉ではありません**。

皆さんは、首の骨の一部（第7頸椎《けいつい》の突起）や、胸の骨（胸椎《きょうつい》）と肋骨《ろっこつ》（第1肋骨）の接合部（第1肋椎関節《ろくついかんせつ》）を触って、「固い」と感じているのです。

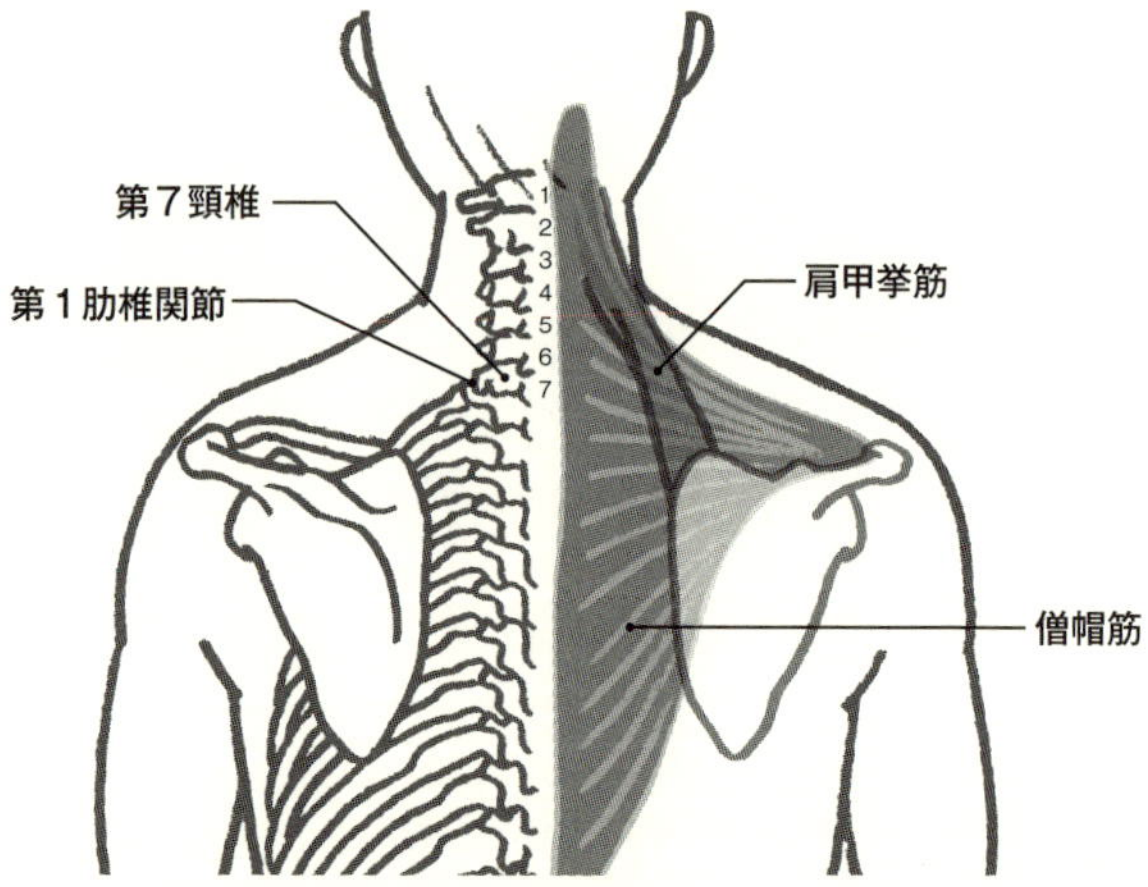

首や肩のこりがあるのですから、この部分にある筋肉（僧帽筋《そうぼうきん》上部や肩甲挙筋《けんこうきょきん》など）が硬直しているとは思います。しかし、これらの筋肉は薄い組織で、ムキムキのボディービルダーでもない限り、重なり合っても厚さは数ミリ程度。ですから、強くもむようにすればするほど、その奥にある骨や関節の感触が手に伝わってきます。

つまり、**もともと硬い骨を触って「筋肉が固くなっている」と勘違いし、その勘違いをもとに問題を解決しようとしている**わけです。

これでは、首や肩のつらい症状がよくなるはずがありません。

それどころか、**もみ込む力をどんどん強くしないと満足できなくなり、おかげで筋肉の損傷という新たな問題を生み出しかねない**のです。

では、首や肩のトラブルをほんとうの意味で解消するためには、どうすればいいのか。順を追って、説明していきましょう。

「うつむき」や「前かがみ」が首の関節異常を生み出す

首や肩のこり、痛みを治すうえで、真っ先に目を向けるべきは、首の関節を構成する頸椎の状態です。

そもそも、頸椎は7つの骨（椎骨《ついこつ》）が連なって構成され、本来は前方に向かってゆるやかにカーブして成り立っています。

そして、このカーブがあることによって、体重の約10％もある頭の重みを分散させる「クッション機能」が働き、首や頭の位置を背骨の真上に保つことができています。

ところが、うつむきの姿勢や前傾姿勢ばかり取っていると、頸椎に過剰な負荷がかかり、大切なカーブが失われ始めてしまいます。

頭が2センチ前方に出るだけで、直立姿勢の場合に比べて2倍の負荷が頸椎にかかります。体重60キロの人ならば、ざっと12キロの負担です。

さらに、頭が前方に4センチ出ることになると、頸椎にかかる負荷はなんと5倍にもはね上がるのです。


現代人は、頸椎のカーブが失われやすい状況で暮らしています。

スマートフォンや携帯電話、パソコン、携帯ゲーム機などを使うとき。読書や勉強をするとき。料理や洗いものをするとき。電車やバスで居眠りをするとき。車の運転をするとき——。

いずれも、**うつむきや前かがみの姿勢になりやすく、それだけ〝頸椎の危機〟にさらされている**のです。


こうした負荷に対し、首はまず周囲の筋肉の力で対抗しようとします。ずっしり重い頭を必死に支えようと、ほぼ休みなく働いて緊張しっぱなしの状態になります。しかし、悪い姿勢を毎日続けていれば、筋肉はすぐに悲鳴を上げます。その結果として現れるのが、首や肩のこり、張り、痛みなのです。

こうした経過をたどって現れた首こりや肩こりは、わかりやすく言えば「首や肩の筋肉痛」。ですから、**まだこの段階の症状なら、筋肉のケアで不快な症状を取り去ることが可能**です。

しかし、これで万事解決とはなりません。

それでもまだ、うつむきの姿勢や前傾姿勢をはじめとして、**首に過剰な負荷をかける生活を続けていれば、問題は筋肉のレベルを超え、「ストレートネック」という頸椎の異常を生み出す**のです。

日本人の8~9割に ストレートネックの兆候が見られる

ストレートネックとは、その名のとおり、**ゆるやかにカーブしているはずの頸椎がまっすぐになってしまった状態**です。

私は長年、首や肩はもちろんのこと、腕、腰、ひざなどの痛みを抱えた患者さんを治療院で受け入れています。スタッフとともに、1日に170人以上の施術にあたり、これまでに診てきた患者さんの総数は100万人を超えています。

その結果として、はっきり言えることがあります。

首や肩のトラブルで来院する人の9割以上に、ストレートネックの症状が見られるのです。

前項でお話ししたように、**現代は普通に生活しているだけで、頸椎のカーブが失われやすい状況**になっています。

その影響か、特にこの10年ぐらいでは、ストレートネックの人が急増しています。私の感覚では、**日本人の8～9割にストレートネックの兆候がある**と考えてしまうほどなのです。

ストレートネックになると、頸椎のクッション機能が大幅に低下するので、首周りへの負担はさらに増大します。

そのため、首や肩のこり、張り、痛みは、当然ながら悪化します。また、

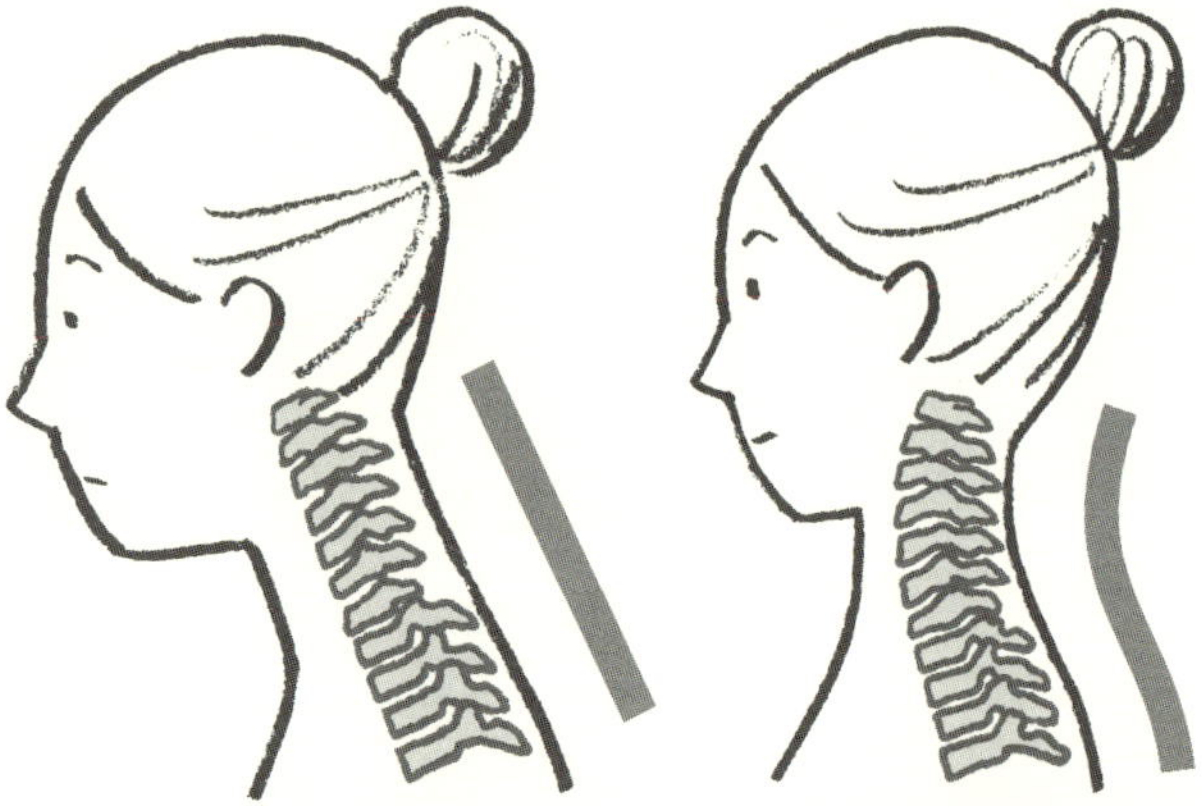

[ストレートネック]　[正常な状態]

頸椎に異常をきたしているのですから、**マッサージでやり過ごそうとしても、不快な症状は再びすぐに現れるように**なります。

それどころか、頭の重みと重力によって、頸椎の骨と骨の間が狭まってしまいます。すると、「首が思うように回らない」といったぐあいに、頸椎の動きに制限が出てきます。第1章のセルフチェック動作編「頸椎回旋テスト」（24ページ）は、まさにこの点をチェックしているのです。

こうなると、もはや一般的な首こり、肩こりでは済まされず、問題は「頸椎症」の段階まで進行していると考えなければなりません。

ちなみに、頸椎の間が狭まって固まったような状態になると、周囲にある**血管や神経も圧迫され、さらなる不調が顔を出す**ようになります。

頸椎の下のほうが圧迫されると、**首や肩の痛みの悪化、首の動く範囲（可動域）**

の制限のほか、腕や手にかけてのしびれが現れやすくなります。

また、頸椎の上のほうが圧迫されると、**頭痛、めまい、吐き気、耳鳴り、イライラなど、自律神経失調症のような症状**が起こってきます。これは主に、頸椎にある穴を通っている大きな動脈（椎《つい》骨《こつ》動《どう》脈《みゃく》）の血流が悪くなり、頭部が〝ガス欠〟のような状態に陥るためと考えられます。

いずれにしても、「単なる首こり」「よくある肩こり」と当初は思っていても、その状態を放置していると、よりいっそうひどい痛みやしびれが連動するように現れ、新たな不快症状まで感じるようになってしまうということなのです。

首のヘルニアになると腕や手にも痛み、しびれが現れる

近年では、周りの人から「ヘルニアになった」と聞かされると、「どこのヘルニア？　腰？　それとも首？」と問い返す方が増えたそうです。健康への関心が高まる中、いわゆる「首のヘルニア」の認知度が上がったということでしょう。

その首のヘルニア、つまり**「頸椎椎間板ヘルニア」は、前項でお話しした頸椎症がさらに進行して発症**します。

これは、頸椎への圧迫が続くことで、頸椎の椎体と椎体の間をつなぐ椎間板から背中側に髄核《ずいかく》がはみ出してしまい、神経根《しんけいこん》（脊髄《せきずい》から枝分かれした神経）や脊髄を

刺激して痛みやしびれを引き起こすものです。ですから、第1章のセルフチェック動作編「腕のしびれテスト」（25ページ）は、あえて痛みやしびれが出やすい状況を作り、ヘルニアが発症しているか否かをチェックしているわけです。

念のために言っておくと、頸椎の上のほう（第1頸椎・第2頸椎）には椎間板が存在しないので、ヘルニアを発症することはありません。一般的には、頸椎の下のほう（第5頸椎・第6頸椎・第7頸椎）で発症することが大多数です。

そして、頸椎椎間板ヘルニアになると、**首・肩の痛みがいっそう強くなり、かなりの確率で腕や手にも痛みやしびれが及ぶ**ようになります。

ヘルニアの前段階の頸椎症でも、椎間板が圧迫されることで骨棘《こっきょく》というトゲ状の出っ張りができ、それが神経根に触れることによって、痛みやしびれが現れることがあります。しかし、頸椎椎間板ヘルニアまで進行すると、つらさがかなり厳しくなってしまうのです。

とりわけ、**しびれという知覚異常は、かなりやっかい**です。「ピリピリした感じ」という程度で済む人もいれば、「ビリビリと響く」「ヤケドをしたときのような灼熱感がある」という重度のしびれに悩まされる人もいるほどなのです。

また、重度の頸椎椎間板ヘルニアになると、「手先を器用に動かせない」「握力が低下した」など、腕や手の運動機能に障害が現れやすくなります。

それでもまだ、**適切な治療やケアをしないでいると、頸椎のトラブルは最終段階の「頸髄症《けいずいしょう》」に進行**します。

頸髄症になると、腕や手の運動機能障害や、しびれなどの知覚機能障害はいっそうひどくなり、特に**しびれは上半身だけにとどまらず、脚にまで感じるようになっ**てしまいます。人によっては、**食べ物を飲み込みづらくなったり、声を出しづらくなったり**もします。

そして最悪のケースでは、頸椎の異常が関係する患者さんの1％以下ではありますが、排尿障害や歩行障害まで現れることがあります。

このように、**首で発生したトラブルは肩・腕・手・脚にまで悪影響を与え、こり、張り、痛み、しびれを続々と生み出してしまう**可能性があります。

ですから、これらの症状から解放されるためには、**トラブルのおおもとである頸椎の異常を正すことが絶対条件**になるのです。

首・肩のトラブルはセルフケアで治せる！

私の治療院にいらっしゃる多数の患者さんたちと話をするうちに、気づいたことがあります。

世間には、首や肩の不調について信じられていることがあり、その代表例として〝首のヘルニア（頸椎椎間板ヘルニア）になったら手術しなければ治らない〟という思い込みがあるようです。

しかし、これはまさしく思い込みで、間違っています。

たとえ**頸椎椎間板ヘルニアになっても、適切なセルフケアを継続することによって、手術をせず、自分で治すことができます。**

もちろん、トラブルがヘルニアに移行する前の段階、つまり、**一般的な首こりや肩こり、頸椎症についても同様で、自分で治すことができる**のです。

また、ヘルニアからさらに進行した**頸髄症の段階でも、自力で痛みやしびれを軽減させることは可能**です。

排尿障害や歩行障害が現れるなど、頸髄症が最終段階まで進んだ場合には手術を検討する必要がありますが、そうでなければあきらめる必要はないのです。

自分で治すためのポイントは、はっきりしています。

首や肩において慢性化しているトラブルは、決してマッサージなどでは治りません。何年も続いている首・肩のこり、張り、痛み、しびれは、関節異常からきています。ですから、**頸椎に起こっている異常を最重視して、それを正すセルフケアをしなければなりません。**そうすれば、つらい症状は自然と治まっていくのです。

事実、私の治療院の患者さんたちは皆、そうやって首・肩のトラブルを見事に克服されているのです。

併発しがちな腕・手の不調も自分で治せる！

ただし、首や肩の不快な症状から完全に解放されるには、頸椎ではないところにも目を向けたほうがいいケースがあります。

私は第1章で、首・肩・腕に現れるトラブルには、**①首の骨（頸椎）周辺の筋肉**

や関節の異常から始まり、進行するものと、②**その他の部位の筋肉や関節の異常から始まり、進行するもの**があると説明しました。

これら2つのうち、①の問題だけを抱えている人ならば、頸椎を中心としたケアを続ければ、症状は改善に向かうはずです。

ところが**実際は、①と②の問題が両方ある方が多い**のです。

しかも、このように複数の原因と症状が併発していると、皆さんが不調を自分で治すうえでのカギになる「状態の的確な判断」と、「その状態に最適なセルフケアの見極め」が困難になります。

例えば、頑固な肩こりがあり、腕にしびれもある人がいるとします。

すると、当然ながら頸椎の異常が真っ先に疑われ、頸椎症か頸椎椎間板ヘルニアになっている可能性があります。これは、前述した①と②の問題に当てはめるなら、①に相当します。

しかし実は、②の問題に相当する胸郭出口症候群《きょうかくでぐちしょうこうぐん》がある可能性も否定できません。さらに、詳細は次章に譲りますが、胸郭出口症候群の場合、頸椎の異常が症状の悪化を後押ししているケースも考えられるのです。

こうした点を見落としてしまうと、結果的に「腕のしびれがあまりよくならない」ということも起こり得ます。

ですから本書では、そんな事態を避けるために、万全の策を用意しています。

第1章を見て、もしかしたら「細かいテストと体操がいくつもあるなぁ」と感じた方もいらっしゃるかもしれません。

しかし、それらの〝細かいテスト〟だからこそ、皆さんは自力で首・肩・腕に現れたトラブルを的確に判断することができます。また、的確な判断ができるからこそ、おすすめするセルフケアが最大の効力を発揮するのです。

なお、第1章の後半で紹介している**「四十肩・五十肩」「胸郭出口症候群」「肘部管症候群《ちゅうぶかんしょうこうぐん》」「手根管症候群《しゅこんかんしょうこうぐん》」**は、私のこれまでの治療経験から、特に**頸椎の異常と併発しやすいと判明している症状・疾患**です。

また、これらの症状・疾患から発生した痛みやしびれと、頸椎異常から発生した痛みやしびれは、皆さんが混同しやすいものでもあります。

ですから、チェック法とセルフケアを存分に活用すれば、これまでのように「痛みやしびれがなかなか治らない」という回り道をせずに済むはずです。

ぜひ、最短ルートで悩みを解消に導いてください。

安易に手術を受けることの〝落とし穴〟

先ほど、〝頸椎椎間板ヘルニアになったら手術しなければ治らない〟と考える患者さんが多いという話をしましたが、こうした思い込みが広がった理由は推測できます。首のヘルニアが整形外科などで発見されるやいなや、担当医から実際に「手術しか治す方法はない」と言われた方が多かったのでしょう。
さらに私が耳にしたところでは、頸椎椎間板ヘルニアの前段階である頸椎症でも、即座に手術をすすめられた例がいくつもありました。

外科的手術にはいくつかの方法がありますが、従来から主流となっている方法は首を切開し、筋肉をはがし、神経を刺激しているヘルニアなどを除去する手術です。これらの**手術には高い技術が要求され、神経や血管、筋肉などの損傷という危険も伴います**。仮に神経をつついただけでも、術後に麻痺が起こる可能性もあるのです。

また、神経の圧迫を取るなどの「手術の目的」は達成されても、「根本的な問題解決」というゴールにたどり着けないケースもあります。
たとえ**手術が成功しても、頸椎に過剰な負荷を与えるうつむきや前かがみなどの**

姿勢を取っていれば、首や肩の不調が再発するのは目に見えています。それでは、ゴールに到達するどころか、ふりだしに戻るようなものです。

そうした例は、枚挙にいとまがありません。安易に手術に頼ると、意外な〝落とし穴〟にはまってしまうことがあるのです。

私は、**頸椎症や頸椎椎間板ヘルニアではたいていの場合、手術を急いで受ける必要はない**と考えています。

第1章にある各種体操によって、**痛みやしびれを発生させるに至った「頸椎の異常構造」を矯正**する。さらに、このあとの第5章にあるような**「首や肩の不調につながる生活習慣」を改める**——。

こうしたセルフケアを3か月から半年ほど続けてみて、それでもいっこうによくならないときに、手術という選択肢を考慮すればいいと思います。

63ページでも触れたように、頸髄症が最終段階まで進み、排尿障害や歩行障害が現れている場合には、束状の神経組織の中央部分まで刺激されている可能性が高く、痛みやしびれをセルフケアで改善することは難しいかもしれません。ですから、医師とよく相談したうえで、手術を検討してみてください。

とはいえ、**ここまで症状が悪化するのは、頸椎関連のトラブル全体の1％程度**です。つまり、ほとんどの人はまず、セルフケアを積極的に行っていただきたいと思うのです。

第3章

なぜ、簡単体操で痛みやしびれが消えるのか

軽度のこりや張りなら、この体操で消える！

ここからは、私がおすすめしている各種体操（第1章参照）が、こり、痛み、しびれの解消に効く理由について、詳しくお話ししていきます。

その前に念のため、これまでにお伝えした内容を簡単に復習しておきましょう。

「頸椎の異常」から起こる首・肩のトラブルは、以下のように発生・進行していきます。

①　肩周辺の**筋肉疲労が蓄積**し、こりや張りを感じる（＝「首こり」「肩こり」）

↓

②　頸椎のゆるやかなカーブが失われて**「ストレートネック」という異常が発生し、こりが慢性化。**首の動きが制限されたり、**痛みが悪化**したりする。**頭痛、吐き気**な

ども出現（＝**「頸椎症《けいついしょう》」**の状態）

←③　頸椎の椎間板にヘルニアができ、**こり、張り、痛みはさらに悪化。手にしびれを感じる**ようになる（＝**「頸椎椎間板《けいついついかんばん》ヘルニア」**の状態）

←④　**しびれが脚にまで**及び、最悪の場合には**日常の歩行や排尿にまで支障をきたす**ようになる（＝**「頸髄症《けいずいしょう》」**の状態）

　こうしたトラブルのメカニズムを改めて念頭に置いたうえで、「基本の体操」を見直してみましょう。

　まずは、「いないいないばあ体操」（28ページ参照）です。

　赤ちゃんをあやすときにする遊び「いないいないばあ」を発展させた動きをするこの体操を行うと、**首の付け根から肩・背中にかけての筋肉（僧帽筋《そうぼうきん》・脊柱起立《せきちゅうきりつ》**

筋《きん》など）を、効果的にストレッチできます。

これらの筋肉は、普段から重い頭を支えるためにずっと働いています。もちろん、さまざまな体の動きのためにも機能しているため、ずっと緊張状態が続けば、いわば〝疲労困憊〟している可能性があります。

そんな筋肉をストレッチすることで、**過度の緊張をゆるめ、本来の機能をじゅうぶん発揮できるような状態に戻してあげる**わけです。

こうして筋肉をリフレッシュさせれば、前述した首や肩のトラブルの説明のうち、①の段階の首こり、肩こり程度なら、かなり楽になるでしょう。軽度のこり、張りならば、**数回行えば不快な症状がスーッと消えていく**はずです。

また、トラブルがさらに進行した②〜④の段階でも、首の付け根から肩・背中にかけての筋肉はやはり緊張し、疲れています。

ですから、この体操で筋肉をストレッチすることが有効なのです。

首が前方に突き出したら強制的に押し込め！

次に、「あご押し体操」（30ページ参照）を見てみましょう。

こちらは特に、首がニュッと前に出たストレートネックの解消に有効です。

すでにお話ししたとおり、**ストレートネックとは、本来はカーブしている頸椎がまっすぐになった状態**です。

では、どのようにまっすぐになっていくのかというと、頸椎の下のほう（第5頸椎、第6頸椎、第7頸椎）から前方に向けて直線的な構造になっていき、次第に全体のカーブが失われていくのです。

あご押し体操で強制的に首を押し込むと、その頸椎の下のほうに「後方へシフトする力」が加わります。それを繰り返しているうちに、第5、第6、第7頸椎はだんだん後方に押し戻され、それにつれて、頸椎全体に本来のカーブが戻ってきます。

つまり、**あご押し体操は、自分自身の力でストレートネックを合理的かつ効率的に治していく方法**なのです。

首や肩の不調が慢性化している人はほぼ100%、頸椎がストレートネックの状態になっています。ですから、頸椎症の方だけでなく、頸椎椎間板ヘルニアや頸髄症の人も、ぜひこまめに行ってください。

また、現時点ではまだ筋肉レベルの首こり、肩こりの人であっても、あご押し体操の実践はおすすめできます。頭と首を前に突き出しがちな〝悪いクセ〟を矯正し、ストレートネックを防ぐためのトレーニングになるからです。

ちなみに、「ひも縛り体操」（31ページ参照）も、あご押し体操と同じ論理でストレートネックの解消に役立ちます。また、あご押し体操よりも、「自分がいかに頭と首を突き出しているか」の確認がしやすいという特徴もあります。

あご押し体操には、「いつでもどこでもできる」というメリットがあります。一方、ひも縛り体操には、自分の体にひもが巻き付いた姿が気になる人もいらっしゃいますが、「体操をしながら両手を使って別の作業ができる」というメリットがあります。

これらのメリットをふまえ、TPOに合わせて体操を選び、毎日継続していくといいでしょう。

実践したその場で痛みが消える 初公開の「頸椎横突起つかみ」

「頸椎《けいつい》横《よこ》突起《とっき》つかみ体操」（32ページ参照）は、頸椎の下のほう（第5、第6、第7頸椎）の骨の横にある突起部分をつかみ、自分の手で動かす体操です。

前項でストレートネックの話をしましたが、その中で、頸椎は第5、第6、第7頸椎などの下のほうから直線的な構造になっていくと説明しました。

実はこのとき、**頸椎はまっすぐになっていると同時に固まってきて、動きが悪くなっています。**

また、第5、第6、第7頸椎と付着するようにしてある関節**「第1肋椎関節《ろくついかんせつ》（胸椎と第1肋骨の接合部）」も、周囲からのプレッシャーが増大し、隙間が狭くなって固まっています。**

なぜなら、これらの骨・関節の前方（お腹側）に鎖骨《さこつ》があり、ストレートネックでニュッと首が前に出ると、鎖骨が〝壁〟のように立ちはだかるため、この一帯への圧迫が非常に強まるからです。

頸椎の下のほうや第1肋椎関節のあたりには、神経や血管が密集しています。そのため、こうして日常的に強い圧迫を受けていると、痛みやしびれが次第に強くなるのです。

頸椎横突起つかみ体操は、これらの問題を一気に解決します。

まず、**頸椎を直接つかんで揺り動かすことによって、第5、第6、第7頸椎の固まった状態がゆるみ、動く範囲が広がります。**

おかげで、つながっている第1肋椎関節への負荷も少なくなり、関節の隙間が広がって、ロックされたように動かなくなっていた状態から解放されます。

すると当然、神経や血管への圧迫も自然と緩和されるわけです。

自分でつかむのが難しい場合には、**突起に指を押し当てたまま、上下に揺らすだけでもOKです。**

本邦初公開となるこの体操は、人によっては非常に高い効果をもたらします。実際に行うと、**肩こりや腕のしびれがその場で消えるということもある**のです。

「首のテニスボール体操」がいくつもの問題を解決する理由

「首のテニスボール体操」（34ページ参照）の最大の目的は、頭と首の境目をゆるめることです。

テニスボールを当てる位置は、ひとことで表すなら「頸椎の上のほう」。正確には、後頭骨《こうとうこつ》（頭蓋骨《とうがいこつ》の後頭部の位置にある骨）と、頸椎のいちばん上の骨（第1頸椎）の間です。実は、ストレートネックの兆候が現れてもなにも対処しないでいると、この部分も狭くなります。

77ページで説明したように、ストレートネックの状態になるとまず、第5、第6、第7頸椎など「頸椎の下のほう」からカーブが失われ、まっすぐになっていきます。

しかし、体重の10%もの重さがある頭が不自然に前方へ突き出た状態を、首が長期間支え続けていくことは至難の業。極端なことを言うと、首がギブアップした瞬間に、頭が前方にダランと垂れ下がってもおかしくない状況なのです。

そんな最悪の事態を避けるため、私たちの体は無意識のうちに〝ある作戦〟を実行しています。それは、**重い頭をほんの少しずつ後方に倒して、頭を前方に落ち込ませないような絶妙なバランスを取る**というものです。

しかし、だからこそ、**頭と首の境目は狭まってしまいます。**

この問題を、首のテニスボール体操で解消するのです。

頭と首の境目にも、無数の神経や血管が通っています。ですから、この部分をゆるめ、隙間を広げることによって、こり、痛み、しびれが軽減します。

また、首痛や肩こりと併発する頭痛、めまい、吐き気、耳鳴り、イライラの改善においても、このポイントへのケアの有無が大きな違いを生みます。**狭まっていた**

スペースを広げることで、脳と全身を行き来する血液、神経、脊髄液《せきずいえき》などの流れが、ダムの扉を開けたときのように一気に流れ始めるためと考えられます。

なお、第1章の写真にあるように、「肩甲骨のテニスボール体操」（35ページ参照）を組み合わせるのもおすすめです。

ストレートネックという頸椎異常は、他の関節にも悪影響を及ぼします。特に、**頸椎の下に続く胸椎《きょうつい》は、ストレートネックを放置したことの〝しわ寄せ〟がいち早く現れやすいところ**です。

頭と首が前方に突き出ると、それにつられるように胸や肩も前に出てくる――。その状態は、白鳥の首の部分の形になぞらえて「スワンネック」と呼ばれ、なにも対処せずにいれば背中はどんどん丸まり、猫背が進行していきます。

こうなると、首や肩のトラブルに拍車がかかるだけでなく、**胸椎周辺からも肋間《ろっかん》**

神経痛《しんけいつう》などの痛みが出現します。胸郭出口症候群（38ページ参照）になる後押しをしてしまう可能性もあります。

「そんな大げさな」と感じるかもしれませんが、こうしたパターンでストレートネックが悪化する例は少なくありません。ですから、第1章のチェックテスト動作編で、ストレートネックの傾向があるとわかった方は特に、肩甲骨のテニスボール体操を実践してください。

頸椎、胸椎を〝1本のつながり〟と見立て、上半身の背骨（脊椎《せきつい》）の構造を考えてみると、ストレートネックとスワンネックが起こっている背骨のカーブの頂点は、肩甲骨にあります。そのため、この位置にテニスボールを押し当て、**胸を反らせるような動きをすることによって、〝悪いカーブ〟を矯正していく必要がある**のです。

実践すると、体の前面（お腹側）は伸び広がり、背面（背中側）では固くなっている肩甲骨周辺がほぐされて、なんとも言えない気持ちよさを味わえるはずです。

「腰のテニスボール体操」も行えば対策は万全！

今度は、脊椎の全体構造を見てみましょう。

人間の脊椎は、7個の頸椎、12個の胸椎、5個の腰椎で構成され、頭蓋骨から骨盤までつながっています。そして、脊椎全体でゆるやかなS字カーブを描き、おかげで体の重みや外部からの衝撃をうまく分散できています。

ただし、荷重や衝撃を和らげるうえで、絶対に見逃してはいけない重要ポイントがもう1つあります。

骨盤中央の仙骨《せんこつ》と、左右の腸骨《ちょうこつ》との間にある、「仙腸関節《せんちょうかんせつ》」です。37ページの写真でテニスボールを当てているのは、まさにこの仙腸関節なのです。

仙腸関節は通常、前後左右に数ミリほど動きます。その関節の動きこそが、荷重や衝撃を和らげるクッションの役割を果たし、腰椎や頸椎などにかかる負担を軽減しているのです。

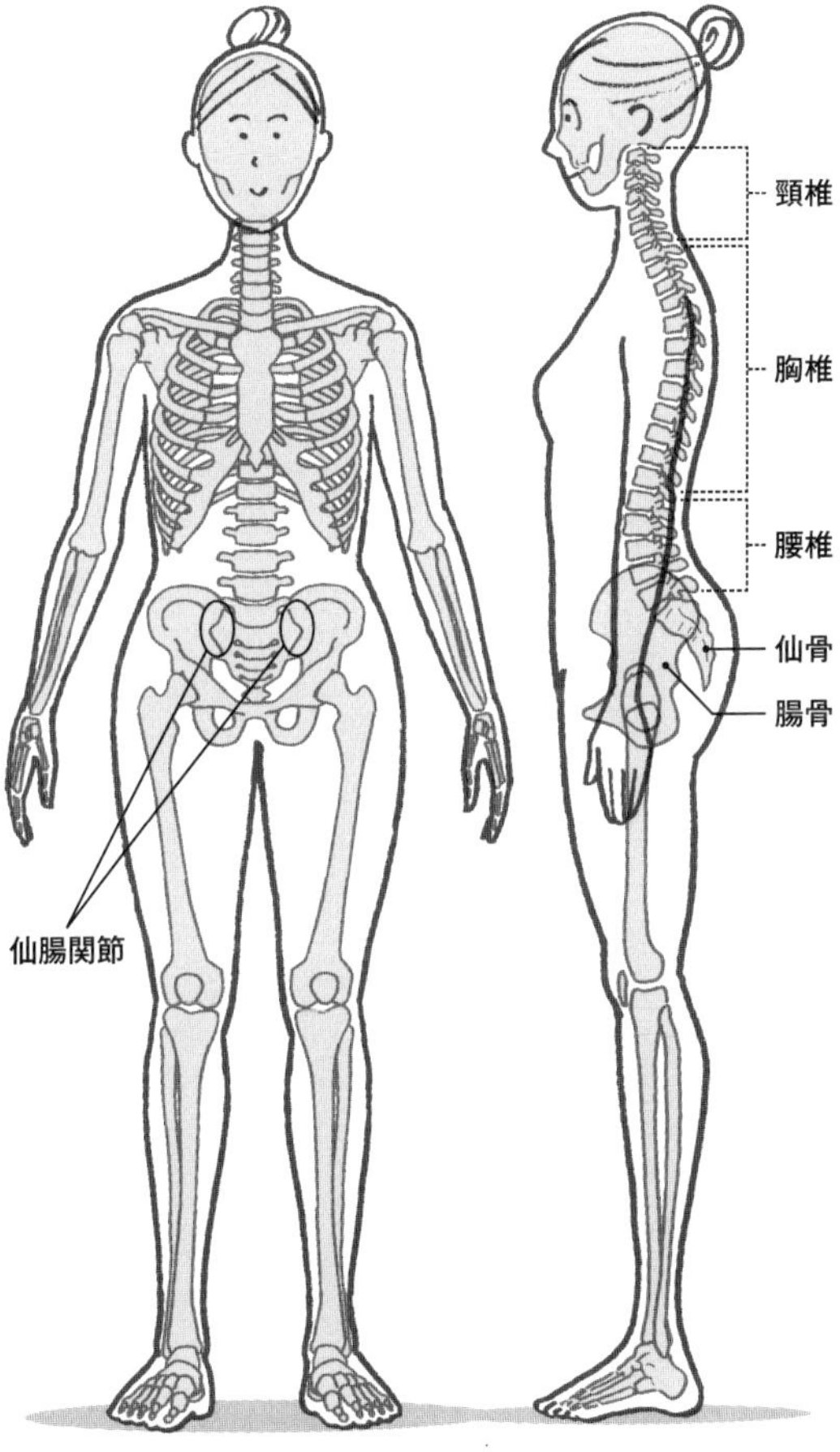

ところが仙腸関節は、動きが非常に小さく、とてもひっかかりやすい関節でもあります。つまり、**カギをロックしたかのように固まり、関節部分が動かなくなることもしばしばある**のです。

すると、クッション機能が働かなくなり、他の関節への負担が増えてしまいます。頸椎にも悪影響があるのは言わずもがなで、結果的に首・肩のトラブル発生まで引き起こしてしまうのです。

しかも現在、**約8割もの日本人に、仙腸関節の不調があると言われています。ならばなおさら、固まっている仙腸関節をゆるめ、正常な機能を回復させなくてはなりません。**そのために最適な方法が、「腰のテニスボール体操」なのです。

参考までにお伝えしておくと、テニスボールを使って関節の異常を正す方法は、私がクリニックで用いている施術法「関節包内矯正《かんせつほうないきょうせい》」を誰でも行えるようにしたものです。これほど簡単にできて、高い効果を得られるセルフケアはないという自信があります。ぜひ、積極的に行ってください。

組織の癒着で固まった肩関節を動かせるようにするテクニック

それでは、頸椎の異常と併発しやすい「その他の痛み、しびれ」についての説明に移ります。

「四十肩・五十肩」への対応としては、**激しい痛みが数日間続く急性期**には、肩を動かすことなどとてもできません。このときは、肩関節に付着する棘下筋《きょっかきん》、小円《しょうえん》筋《きん》などの筋肉に炎症が発生している可能性があるので、**抗炎症作用のある冷湿布をして安静**にしておきます。

一方、激痛が落ち着き、**夜中に肩がジンジンするぐらいの慢性期になったら、入**

浴などで肩や体を温めるようにしましょう。そして、無理のない範囲で、第1章にある体操（40ページ参照）を実践してください。

コツコツ続ければ、長くとも3～5か月で痛みが引き、腕はかなり動かせるようになるはずです。

四十肩や五十肩では、肩関節の関節包内で、今お話ししたような炎症や、骨、筋肉、腱《けん》、靭帯《じんたい》の異常な癒着が起こり、そのために動かしづらくなると考えられています。つまりは、やはり関節の隙間が狭くなっている状態なので、その隙間を広げるトレーニングが必要なのです。

また、頭と首が前方に突き出て、両肩も前に出る状態になると、肩周辺の筋肉が引っ張られて緊張し続ける状態になります。すると、肩関節の動きが悪くなり、これも四十肩・五十肩の悪化を促すと私は見ています。

ですから、普段の悪い姿勢を矯正するため、**日常的に「たすきがけ」をして過ご**

したり、「胸張り体操」をしたりするといいでしょう。これらによって、両肩が前に出る癖を直し、正しい位置に引き戻すようにするのです。

胸張り体操は、座っていても立っていても行えます。背筋を伸ばしながら体の後方（背中側）で両手を組み、組んだ両手をゆっくり上げながら上体を反らせていく体操です。胸を張り、背中と腰を伸ばしつつ、左右の肩甲骨を中央に引き寄せるようなイメージで行うと、いっそう効果的です。

回数に特に決まりはありません。デスクワークやパソコン作業などの合間に、実

［胸張り体操］

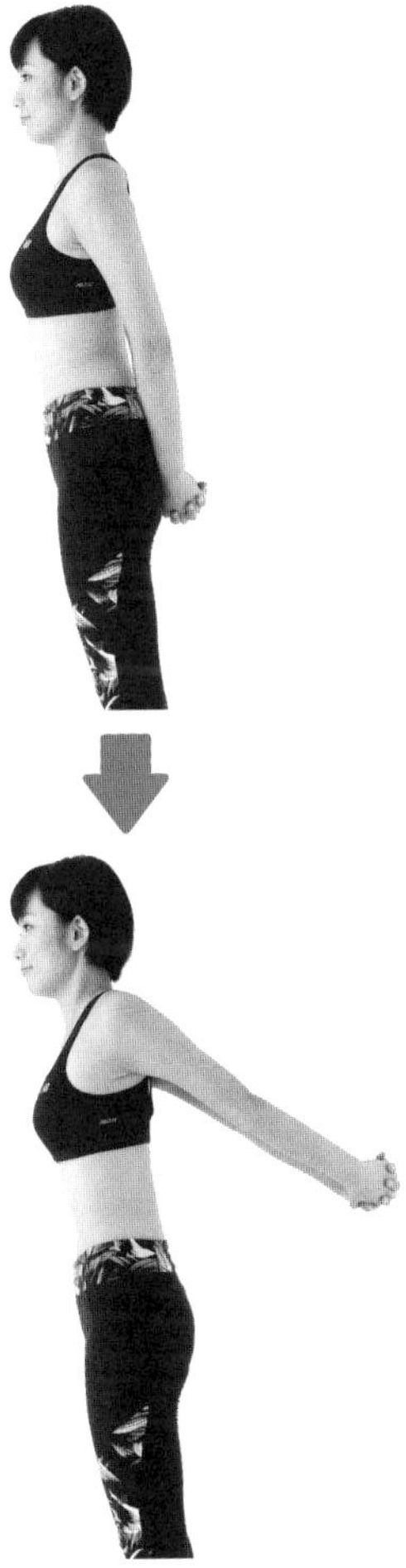

践してみてはいかがでしょうか。

タイプ別の適切なケアをするからこそ胸郭出口症候群もきちんと治る

「胸郭出口症候群《きょうかくでぐちしょうこうぐん》」（42ページ参照）の特徴的な症状は、**肩から腕・手にかけてのしびれや痛みです。いつも姿勢の悪い人や、なで肩の人によく見られます。**

症状が現れるメカニズムは、1つではありません。いくつかの原因があり、それぞれに異なるタイプが存在します。

「肋骨鎖骨症候群《ろっこつさこつしょうこうぐん》」というタイプの胸郭出口症候群では、鎖骨と第1肋骨の間のスペースが狭まってしまい、そこを通る神経や血管が圧迫されることで、不快な症状が引き起こされています。

また、症状の悪化には、頸椎の異常も関連しています。ストレートネック状態が形成され、第1肋骨が接している第1肋椎関節（52ページ参照）の動きが悪くなると、鎖骨と第1肋骨の間のスペースの狭まりを促してしまうのです。

そこで、肋骨鎖骨症候群タイプの解消体操では、**鎖骨を直接つかんで動かし、神経や血管の通り道を広げることが効果を発揮する**のです。

また、最も多くの人が悩んでいると考えられるのが、**「小胸筋症候群《しょうきょうきんしょうこうぐん》」**というタイプの胸郭出口症候群です。こちらは、**大胸筋の奥にある小胸筋という深層筋が、猫背などの悪い姿勢によって筋幅を増し、その一部が神経や血管を圧迫して**しびれ・痛みを生み出しています。

ですから、この筋肉をマッサージして〝通常の状態〟に戻し、神経、血管への圧迫を解く体操が効を奏するのです。

ちなみに、**胸郭出口症候群でも、「たすきがけ」や「胸張り体操」がトラブル解消に役立ちます。**ここまでの説明からわかるとおり、胸郭出口症候群と関係している姿勢の悪さを矯正できるからです。

最近増加中の「肘部管症候群」でも痛みやしびれを即座に消せる！

「肘部管症候群《ちゅうぶかんしょうこうぐん》」（44ページ参照）では、**ひじから小指・薬指にかけて痛みやしびれが現れます。**

昔は、大工仕事や工事などでドリルなどの振動工具を長年使ってきた人によく見られましたが、最近は様相が変わり、特に増えているように感じます。その原因はおそらく、**ひじを曲げた状態で腕をねじるような体勢をして、スマートフォンを長時間使っている人が多いから**でしょう。

そもそも肘部管とは、ひじの内側にあって、ひじの動きに応じて動くトンネル状の組織で、狭いスペースの中に神経（尺骨《しゃっこつ》神経《しんけい》）が通っています。その肘部管が、屈曲してねじられたり、**その状態で振動を与えられたりすることによって圧迫を受け、神経が刺激される**のです。

実は、その肘部管とぴったり密接している、尺骨という骨があります。45ページのセルフケアのように、**尺骨をつかんで動かせば、神経圧迫の要因を取り除くことになり、痛みやしびれは即座に消えてしまいます。**

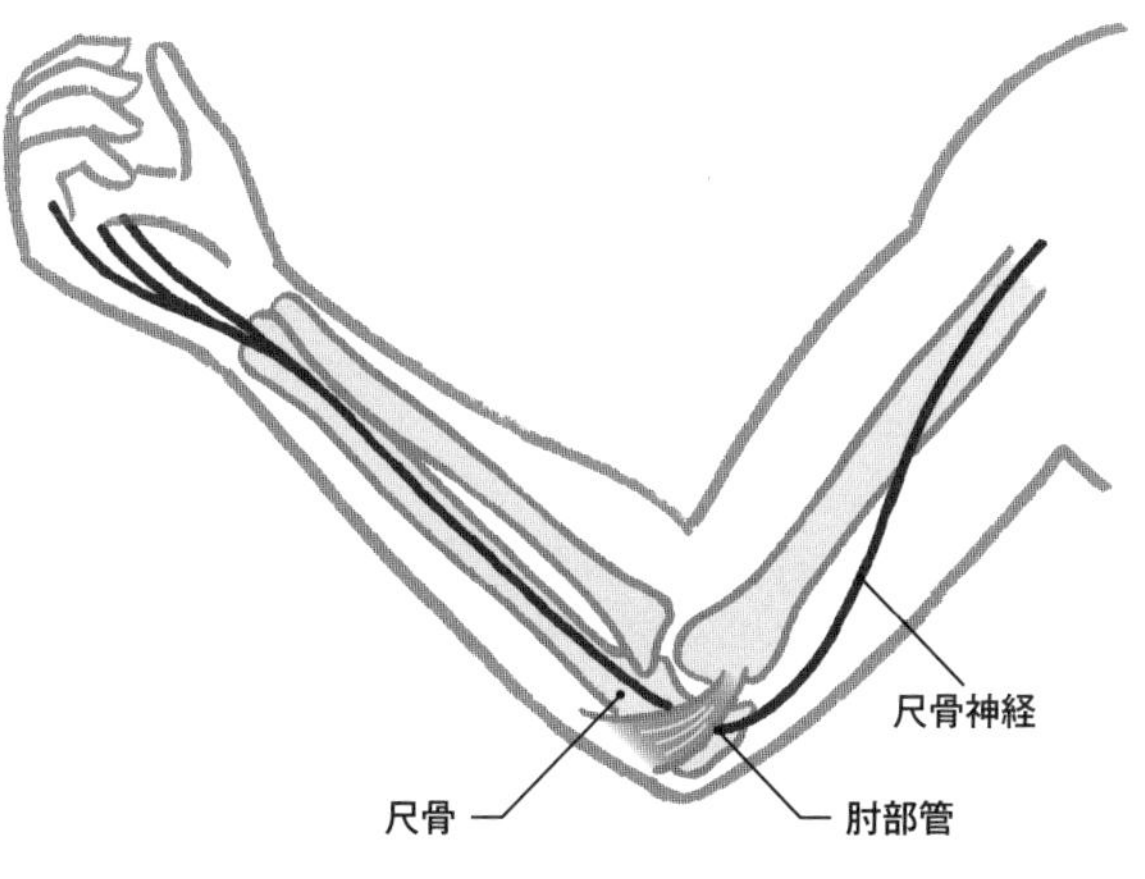

外科的な手術を受けるなら、一般的には神経を刺激している〝肘部管の余分な一部〟を切除することになります。ただし、ほんの少しのミスが起きれば、しびれは一生続いてしまいます。手術を即決せず、まずはセルフケアを試してみてください。

体操とマッサージの併用で効果倍増！

手首の手のひら側にも、手根管《しゅこんかん》というトンネル状の組織があります。そしてやはり、トンネル内部の狭いスペースに神経（正中神経《せいちゅうしんけい》）が走っています。この神経が圧迫され、**親指、人差し指、中指、手のひらに痛みやしびれが出たり、握力が低下したりする**のが、**「手根管症候群」**（46ページ参照）です。

痛みやしびれが現れる原因は、主に2つあります。

1つは、ベッドから手をついて起き上がるときなどに、手首にある**「月状骨《げつじょうこつ》」**

という小さな骨の位置が手のひら側にズレて手根管を圧迫し、結果的に神経を刺激していること。

もう1つは、仕事、家事、運動などで、**手首を動かす筋肉を使いすぎたため、その筋肉や、筋肉に付いた腱《けん》が太くなって神経を刺激**していることです。

47ページの手首押し込み体操は、前者の原因で起こった手根管症候群に対応しています。月状骨を奥に押し込むと、手根管のスペースがその場で広がるので、痛みやしびれがすぐに消えてくれます。

後者の原因に対しては、これまで使い過ぎた筋肉（手首～ひじにかけての筋肉）を、まんべんなくマッサージすることが有効です。

ただ、自分の身に起こった手根管症候群が、どちらの原因によるものか判別するのは、読者の皆さんにとって難しい作業です。そのため、体操とマッサージ、両方の実践をおすすめします。

第4章

頸椎症、頸椎椎間板ヘルニアを見事克服した症例集

頸椎症と手根管症候群が1か月で治り
手術をせずに済んで大喜び！

女性・40代・主婦

この方は、地元の関西の病院で「手根管症候群《しゅこんかんしょうこうぐん》」と診断され、半年ほど治療を続けていました。しかし、**手根管症候群に特有の手のしびれはよくならず、担当医からは手術をすすめられた**そうです。

ですが、ご本人には、「手術をせずに治したい」という強い思いがありました。そこで、私の治療院に来てくださったのです。

私が診ても、確かに手根管症候群であると判断できました。

ところが、じっくり話を聞いてみると、**首の痛みも長年抱えているとのこと**。早速調べてみると、この女性は**「頸椎症《けいついしょう》」も併発している**とわかったのです。

そこで、この日は、頸椎と手根管への施術を行い、地元に戻ってから継続してほしいセルフケアの方法をお伝えしました。

ご本人から後に聞いた話によると、その日以降、きちんとセルフケアを続けたそうです。

頸椎症に対しては「あご押し体操」「首のテニスボール体操」「腰のテニスボール体操」を、手根管症候群に対しては「手首押し込み体操」を実践。さらに、手根管周辺の筋肉を日常的にゆるめるように気を遣い、重いものを持ったりフライパンを振ったりしないように注意したそうです。

すると、この女性の首の痛みや、手のしびれは、約1か月で消えてしまいました。もちろん手術を回避でき、ご本人は大喜びでした。

このように、**頸椎のケアをしっかりしておくと、手根管症候群、肘部管症候群《ちゅうぶかんしょうこうぐん》、胸郭出口症候群《きょうかくでぐちしょうこうぐん》などによる腕のしびれも早く治りやすい**のです。

ストレートネックと首痛をすっきり解消！うつ症状までが約2か月で治った

女性・40代・歌手

この女性歌手の方は、テレビや舞台で長年活躍されています。

そうしたストレスの多い仕事環境や、まじめな性格も影響したのか、数年前からうつの症状が出現。そのため、病院から処方された抗うつ剤を飲み始めたそうです。

しかし、3か月経っても、症状は改善しませんでした。そこで医師は、この方に首の痛みがあることを考慮し、脳外科の受診をすすめます。

ところが、脳の異常も見つからない――。その結果、**まずは〝確実な異常〟であるストレートネックを治すことになった**そうです。

そこで私が、ストレートネックと首痛の解消に当たることになりました。

一般に、歌手やアナウンサーの方々は、マイクのほうに口を近づけて前傾姿勢になる傾向があります。この女性もまさしくそうで、そのためにストレートネックになり、首の痛みが発生していました。そこで早速治療を開始し、**「あご押し体操」や「首のテニスボール体操」などのセルフケアも行ってもらう**ようにしました。

その結果、最高の成果が得られました。

ストレートネックがきちんと治り、ご本人いわく**「首がすーっと楽になっていき、約2か月で痛みがなくなった」**のです。さらに、首の痛みが引くと同時に、**「落ち込みやすい」「気分が不安定」などのうつ症状も治った**そうです。

これは、首のテニスボール体操の効果が最大限に発揮されたためと考えられます。

実は先日、この女性と偶然すれ違う機会がありました。

「あご押し体操、今もやってますよ」とおっしゃったときの笑顔は、初診時の表情とは比べものにならないぐらい光り輝いていました。

頑固な肩こり、首痛、手のしびれが治り低下していた握力も回復した!

男性・30代・自営業

自営でお店をやっているような方は、体の不調があってもなかなか仕事を休めず、症状を進行させてしまう傾向があります。

この男性は、寿司職人でした。

頑固な肩こりに長年悩まされ、首の痛みもあり、手のしびれまで出てきても、マッサージを受けてなんとかごまかしてきました。

しかし、**マッサージで症状の進行が止まるはずもありません。**ついに手の握力が低下し、思うように寿司を握れなくなったということで、私の治療院にいらっしゃったのです。

その時点での状態は、頸椎椎間板《けいついついかんばん》ヘルニア。それでも、あきらめる必要はまったくないこと、適切なセルフケアで治せることを私からお伝えし、トラブルを本格的に治す意識を持っていただきました。

そしてやっと、当院での施術とセルフケアをスタートさせたのです。

この方は、本書の第1章にある「**基本の体操**」**のすべてを、地道にコツコツと続けて**くれました。本来は手先が器用な人なので、「頸椎横突起《けいついよことっき》つかみ体操」を非常にうまく行っていたのが印象的でした。

最初のうちは、頸椎だけでなく周囲の筋肉もこり固まっていたせいで、体操を行っているときに痛みを感じることもあったそうです。

しかし、その痛みは「頸椎を矯正しているがために現れた痛み」と理解し、体操を継続していると、**肩こり、首痛はスムーズに消失。握力もどんどん蘇《よみがえ》って、手のしびれも治まった**のです。当然、寿司を握ることになんの問題もなくなりました。

頸髄症まで進行した頸椎異常を見事撃退！
重度の首痛、脚のしびれまで完治した

女性・40代・エステサロン経営

「すみません。実は、首が上がらないんです」

初診時に問診している最中、この女性はずっと下を向きながら話していました。そこで、「お顔を上げてお話ししませんか？」と問いかけたとき、この言葉が返ってきたのです。

この女性は、**エステサロンでお客様に施術をするときの姿勢が固定されてしまった状態**でした。ベッドで横になっている人に向き合うのなら、首を前方に曲げて下向きになるのは当たり前。頸椎にそのクセがつき、常にうつむいているために、「道を歩いていると他人とよくぶつかってしまう」という話もされていました。

ストレートネックになって頸椎が固まっていることで、首の痛みは「首の後ろ側、横側」だけでなく、「前側」にも現れ始めていました。さらに、脚にまでしびれが出ていました。状態はかなり進行していて、「頸髄症《けいずいしょう》」の段階に入っていることは明らかでした。

ただ、排尿障害がなかったこともあり、すぐに手術を受けるのではなく、治療とセルフケアで完治を目指すことにしたのです。

彼女には、私の治療院への週1回の通院を続けながら、「首のテニスボール体操」をはじめとした各種体操を続けてもらいました。さらに、「なるべく下を向かせない」という意図で、**ムチウチ治療で用いられるカラーを適宜使ったり、猫背を矯正する下着も利用してもらったり**しました。

すると、1~2か月後ぐらいから、少しずつでも確実に変化が現れました。そして、約半年が経過した現在、なんとすべての症状を解決するに至ったのです。

首こり、肩こり、腕のしびれを解消したおかげで将来の夢を継続することができた

男性・10代・学生

最近になって初めて来院された、高校生の男の子です。

彼は美術部に所属していて、絵を描くことが大好きです。そして趣味は、スマートフォンやゲーム。学生ですから勉強もしています。つまり普段から、**下を向いたり、首を前に突き出したりしている時間が非常に長い生活**を送っていました。

その影響で**頸椎椎間板ヘルニアになり、首・肩のこりと、腕のしびれが現れていました。**

付き添って来た父親にも話を聞くと、こうした生活スタイルが体によくないことは想像できていたそうです。しかし、どこまで強く注意していいものかわからず、

現在に至ってしまったとのこと。そこで、頸椎に与える悪影響のメカニズムを説明すると、「叱るぐらいに言っておけばよかった」と反省されていました。

　幸い、この男の子は、頸椎のトラブルを3か月ほどで治すことができました。**「あご押し体操」「首のテニスボール体操」「腰のテニスボール体操」などのセルフケアを毎日行った**結果です。また、下を向いている時間、首を前に出している時間が長くなったと気づいたら、その体勢を直す意識を持ったことも奏功《そうこう》したでしょう。

　いずれにしても、**悪化しつつあった首こり、肩こり、腕のしびれを治せたことで、この高校生は「将来も絵を描き続けたい」という夢を持ち続けられた**のです。

　近年訪れる学生、生徒の患者さんを見ていると、悪い姿勢を親から強く注意されたことがないというパターンが増えています。〝優しい親子関係〟も大切ですが、それで頸椎のトラブルを悪化させてしまっては、最終的に損をするのは子どものほうです。思い当たるふしのある親御さんは、ぜひ気をつけてください。

頸髄症が進んだ段階でも症状が大幅改善！
歩行障害や嚥下障害まで克服できた

男性・60代・教師

頸髄症が進んでいたこの方は、かなりの重症でした。

首は前に出て、顔が下を向いたまま固まっている状態。**就寝中に寝返りを打つだけで首に激痛が走り、目覚めてしまう**とのこと。また、かなり猫背の姿勢になっていたせいで、食べ物を飲み込むときの苦しさ（嚥下《えんげ》障害《しょうがい》）を感じていたそうです。

さらに、**しびれや痛みは上半身だけにとどまらず、足先にまで感じるように**なっていました。運動機能にも障害が現れて、1人で歩くことは難しく、娘さんに支えられるようにして来院されたのです。

ここまで**悪化した状態だと、体操などでいきなり頸椎を矯正しようとしても、関節が完全に固まりきっているためにうまくいきません。**

ですから、まずは「首にいい生活スタイル」で日々を過ごしてもらい、〝ゆっくりペースの矯正〟からスタートします。枕の高さを少しずつ低くしていったり、首や肩に負担をかけないパソコン使用法をマスターしてもらったりするのです。

そうした期間を数か月経てから、本格的な治療とセルフケアを開始しました。ご自宅では、**「あご押し体操」**や**「首のテニスボール体操」**、**「腰のテニスボール体操」を中心に**行っていたそうです。すると、痛みやしびれは少しずつよくなっていきました。足のしびれは完全に消え、1人で問題なく歩けるようにもなりました。手のほうは、多少のしびれは残ったものの、低下していた握力が回復できました。

もちろん、**首から肩にかけてのこり、痛みは解消され、姿勢も大幅に改善。**おかげで、食べ物を楽に飲み込めるようになり、安眠も手に入れたのです。

こり、痛み、しびれを自分でコントロール！
首・肩だけでなく腰の不調までセルフケアで治せた

女性・30代・会社員

読者の皆さんはご存じでしょうが、私は本業の治療だけでなく、できるだけ多くの人の関節痛解消を手助けできるよう、本書の執筆のような活動もしています。

この女性は、そうした仕事の過程で知り合った方です。

彼女は、いわゆるキャリアウーマンで、いつも忙しくしています。そのため、肩こり、**首の痛み、手のしびれ、腰痛まで感じていても、病院で診てもらう時間を取れなかった**そうです。

体は限界に達する直前。そんなときに、私と仕事をする中で、まるで問診のような会話をする機会がありました。ですから私は、**「あご押し体操」「首のテニスボー**

ル体操」「腰のテニスボール体操」の実践と、「寝るときはできるだけ枕を使わないほうがいいですよ」とアドバイスしたのです。

私がしたことはそれだけで、この女性に実際に施術をしたわけではありません。

彼女は、私の本を読みながら、仕事を終えてから自宅でセルフケアを続けてくれました。いわば、この本を読んでくださっている多くの皆さんと同じような状況で、セルフケアだけで痛みの解消に取り組まれたのです。

その結果、約1か月で、長年のつらい症状を撃退することができました。

ただ、仕事でかなり長時間、パソコン作業をする場合があり、そんなときはやはり肩こり、首痛が再発してしまうそうです。

しかし、そのたびごとに各種体操を行って、こりや痛みをきちんと消し去っています。

不調が限界に達する前に、自分でトラブルをコントロールできた好例です。

第5章

首・肩の痛みやしびれを克服する日常生活の知恵

頸椎に負担をかける「悪いクセ」の改善が予防や再発防止のために重要

頸椎から成る首の関節は、全身の他の関節よりも柔らかいという特徴があります。だからこそ、ストレートネックなどの異常が起こりやすいのですが、逆に言えば、「あご押し体操」をはじめとした**各種体操（第1章参照）によって矯正もしやすい**ということになります。

ただし、油断は禁物です。こり、痛み、しびれがいったん治まっても、**日常生活の中で頸椎に負担をかける「悪いクセ」を改めなければ、トラブルが再発**してしまう可能性大。同じような症状に苦しまないためには、頸椎に負担のかからない「正しいクセ」をきちんと覚えることが必要なのです。

また、それはこれまでに頸椎トラブルがなかった人にとっては、首や肩のこり、痛みを予防することになります。

ですから、第1章にあるさまざまな体操の実践と併行して、以下に紹介するような生活習慣をぜひ身につけてください。

睡眠時は「枕なしで寝る」のが理想

高さのある枕をして眠ると、首や肩の筋肉が緊張し続けることになり、それだけでこりや張りを招きます。そして、首と頭を無理やり前方に押し出した姿勢を、ひと晩中続けることになります。

そんな状態で毎日寝ていたら、ストレートネックという異常を自ら引き寄せるようなものです。

首・肩の健康を考えると、**睡眠時の「枕」はできるだけ使わないのがおすすめ**です。意外に思われる方が多いのですが、まずは枕を使わずに、仰向けで寝るようにしてみてください。今晩にでも試してみて、それほど違和感がなかったら、以降も毎日続けていきましょう。

ただ、寝返りを打って横向きになった場合のことを考えて、備えておきたいことがあります。枕がない状態で横向き寝になると、頭が傾いてしまい、首に負担がかかります。肩にも負担がかかって、体の前面（お腹側）に曲がるような格好になってしまいます。こうした事態を避けるため、**低い枕をあらかじめ左右両脇に置いて寝る**のです。すると、寝返りを打って横を向いた際、その枕が頭を支えてくれます。

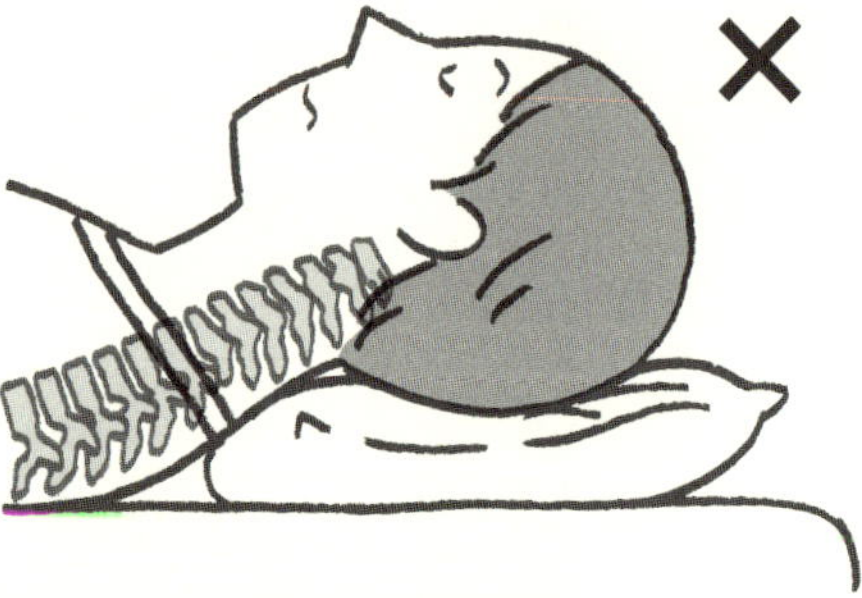

［枕ありの状態］

このような「**首への負担が最も少ない睡眠環境」にするだけで、首や肩が驚くほど楽になる**ケースがあります。特に、軽度の首こり、肩こりなら、すぐに解消することも多数あります。

とはいえ、これまで何十年間も枕を使っていた方、ストレートネックになっている方などは、枕なしでは寝つけないほどの違和感があるかもしれません。また、**頸髄症《けいずいしょう》まで進行している人では、枕なしで仰向けに寝ると、後頭部が敷き布団につかずに大きな不安を感じてしまう**こともあります。

そうした場合には、最初から枕を外すのではなく、枕の高さを少しずつ低くしていく作戦を取りましょう。

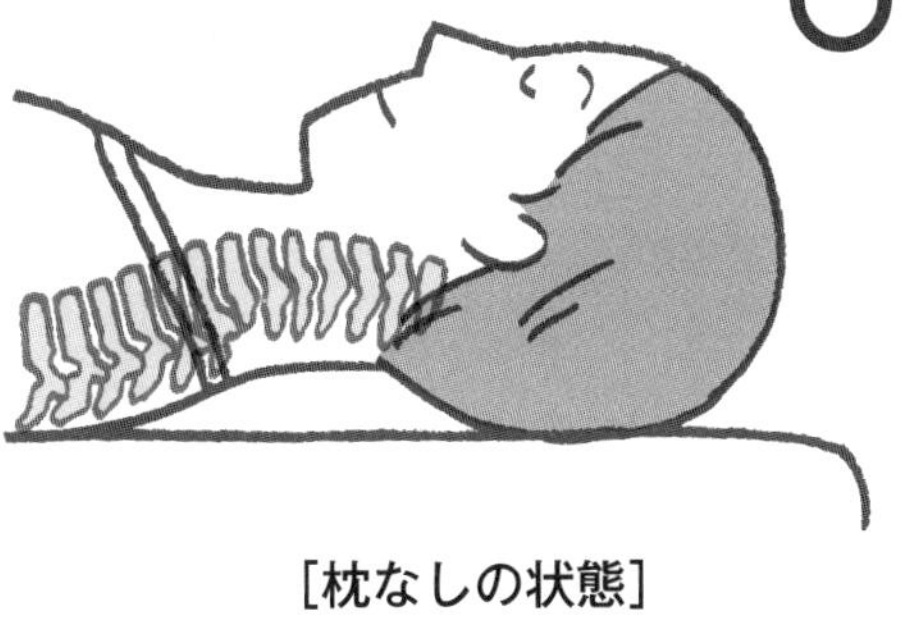

［枕なしの状態］

なにも、枕を何度も買い替える必要はありません。実は、簡単な方法があります。

用意するのは、多めのタオル。それらのタオルを重ねて、現在使っている枕とだいたい同じ高さに調整し、その「タオル枕」でとりあえずひと晩眠ります。高さが同じ枕ですから、これならさほど違和感がないはずです。

翌日からは、1日につき1枚ずつタオルを抜いていき、タオル枕をほんの少しずつ低くしていきます。そして、最終的にはタオルなし、つまり枕なしで寝られるように、自分を慣らしていけばいいわけです。

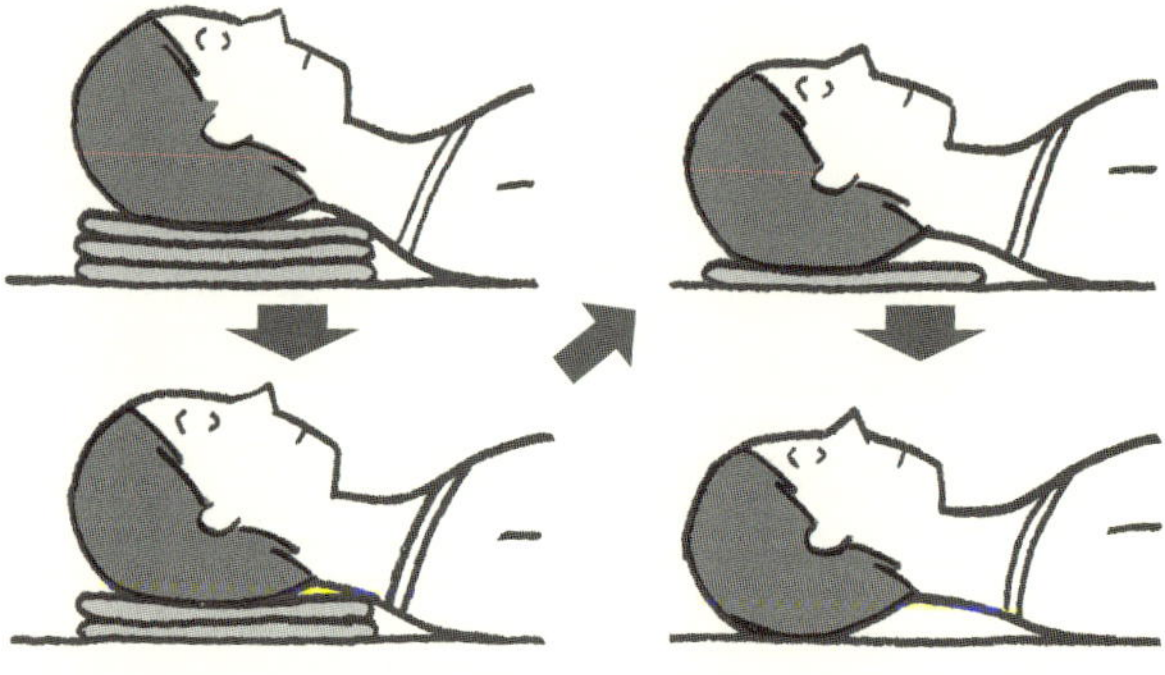

スマホや携帯電話を使うときは反対の手の握りこぶしを脇に入れる

すでにお話ししたとおり、スマートフォンや携帯電話、パソコンなどを使っているときは、頸椎のカーブが失われやすい状況です。**うつむきや前かがみの姿勢、頭から首・肩までが前方に出た姿勢になりやすく、そうした「悪いクセ」の積み重ねがストレートネックの原因**になってしまいます。これは、なんとしても避けなければなりません。

スマートフォンや携帯電話を操作するときには、本体を顔の高さまで上げるようにしてください。そうすれば、うつむきや前かがみなど、頸椎に悪影響を与える姿勢を自然に防ぐことができます。

ちなみに、長時間使うときには、ちょっとしたコツがあります。

本体を持った手の脇の下に、反対の手で作った握りこぶしを入れるのです。こうすると、スマートフォンや携帯電話を高い位置にキープしやすく、悪い姿勢になりづらいものです。この方法は、読書をするときにも応用できますから、覚えておいて損はないでしょう。

パソコンを操作するときも、モニターの高さをできるだけ顔の高さに近づけることが重要です。

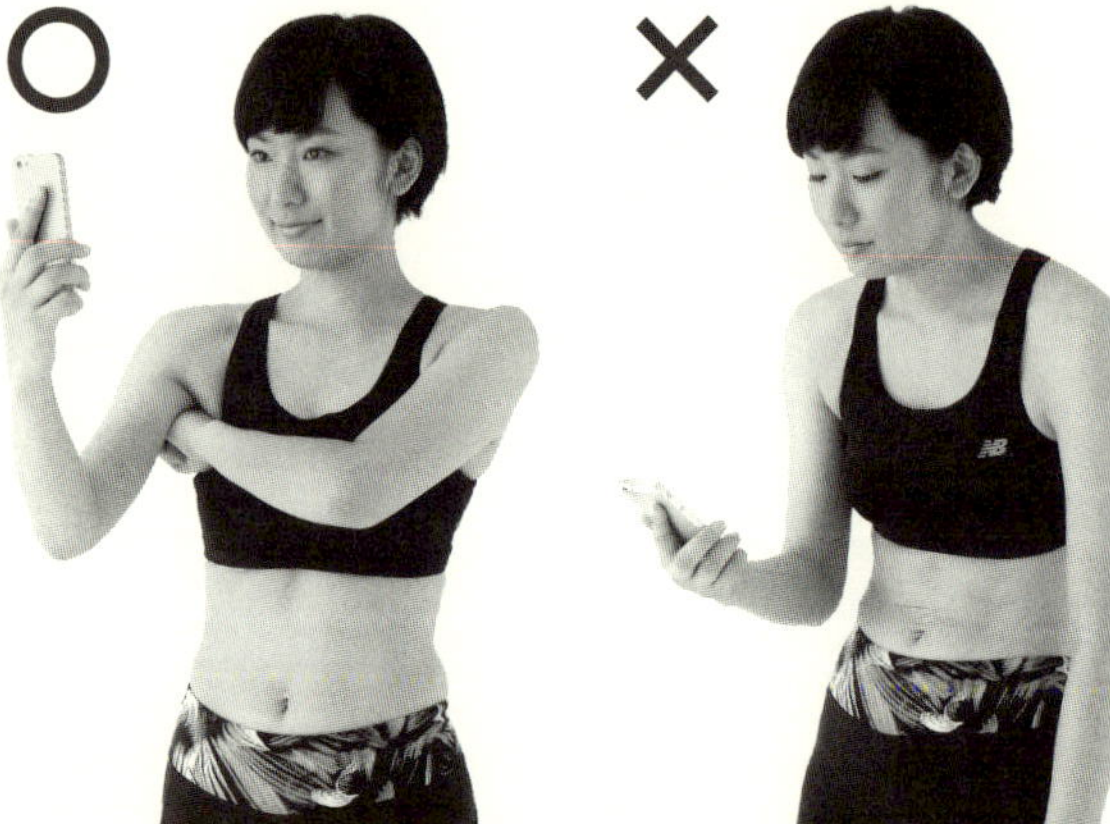

そのため、使うパソコンはデスクトップ型のほうがおすすめです。目線とほぼ水平の高さにモニターがくるように一度設置してしまえば、以降はモニターの高さをいちいち気にせずに済むからです。

どうしてもノート型パソコンを使う事情がある場合は、高さのある台の上に本体を置くなどして、悪い姿勢にならないように心がけてください。

なお、このような工夫をしていても、**パソコン作業時は30分おきぐらいに席を立ち、体を伸ばすような軽いストレッチをするのが理想**です。

こまめに席を立てない場合は、「胸張り体操（91ページ参照）」を行いましょう。

首・肩をいたわる入浴法があった！

毎日の生活の中で首・肩の健康を考えるなら、とにかく冷やさず、できるだけ温めるのが基本です。

四十肩や五十肩で激しい痛みが続く急性期、ハードな運動をした後などで炎症が起きている場合は、首や肩の患部を冷やす必要があります。

しかし**通常は、ぜひ温めるように**心がけてください。

特におすすめなのは、お風呂に入っているときに、首を温める方法です。**39度ぐらいの少しぬるめのお湯をバスタブに張り、首がすべてお湯に浸かる全身浴を**してください。ただ、全身浴はのぼせやすいので、お湯に浸かる時間は10分ほどにするといいでしょう。

そして、四十肩や五十肩などで、〝痛みは治まっていても関節はまだ少し固まっている状態〟なら、その関節をゆっくり動かすようにします。**お湯の中で温まりながらだと、そうした関節も意外とスムーズに動かせます**。それが、可動域を広げるトレーニングになるのです。

なんらかの事情で全身浴ができない場合は、シャワーのお湯で温める方法もあります。その際は、**「首の後ろ」と「鎖骨の少し上」にお湯を重点的にかけるように**すると、首・肩の血流がよくなって、いたわることができます。

ダイエット目的などで半身浴を習慣にしている場合には、半身浴中も首・肩を冷やさないように、タオルなどを羽織るようにしてください。

もちろん、お風呂から出たら、湯冷めに注意しましょう。

髪の長い方は、シャンプー後の**濡れた髪を、すぐにドライヤーできちんと乾かす**ようにしましょう。そのままダラダラしていたら、せっかく温めた首や肩が、たちまち冷えきってしまいます。

こうしたいくつかのポイントを意識するだけで、バスタイムが首・肩のケアにじゅうぶん役立つものになるのです。

首や肩を守るファッションスタイルとは？

頸椎への悪影響を防ぐうえで、特に女性の方々にはファッションにも気をつけてほしいと思います。

デコルテが大きく開いた服は、首・肩の周辺を冷やしてしまいます。

また、ただでさえ重い頭を支え続けている首には、余計な負荷をかけないため、**重いネックレスやイヤリング、ウィッグなども避けたほうが無難**です。

もちろん、制限ばかりではつまらないので、**スカーフやストール、マフラー、ショールなどで、おしゃれを楽しむ**ことをおすすめします。

これらを首や胸元に巻いたり、肩にかけたりすれば、ファッションを楽しむことができるうえ、**首・肩の大敵である冷えを防いでくれます。**

さらに、きつく締めつけるタイプのブラジャーは、首・肩周辺の血流を滞らせ、トラブルの発生を後押しする場合があります。基本的には、あまり締めつけないもの、または肩ひものないタイプがおすすめです。

バッグやカバン類は、いつも同じ側の肩にかけていると、首や肩のこりの原因になります。

どちらか一方の肩への偏った負担をなくすため、リュックサックの使用をすすめたいところですが、TPOや服との関係で、そうはいかない場面があることはよくわかっています。

そこで、**ショルダーバッグなどを持つときはせめて、かける肩を左右こまめに切り替える**ようにしてください。

手提げカバンやレジ袋を持つときも同様です。できるだけ頻繁に、左右の持ち手を替えるようにしましょう。

このように、ほんの少し工夫するだけで、首や肩を守るファッションができるのです。

ツボ押しグッズ、マッサージ器は使わないほうがいい

私の治療院にいらっしゃる患者さんの中には、ツボ押しグッズを携えて診察を受けに来る方もいらっしゃいます。

棒状で持ち手があり、先端にいくにしたがってカーブしていて、先端には〝ツボをピンポイントで刺激できる〟とされた突起がついているグッズ――。あれを手に持ちながら、初診で診察室に入ってくる人がいるのです。

しかし、こうした**グッズは使わないのが賢明**です。

首や肩の筋肉は、他の部位の筋肉と比べて薄く、繊細な組織です。**強い力を1か**

所に集中して加えてしまうと、筋肉組織が損傷し、炎症を起こしてしまいます。

さらに、**炎症を起こして固くなった筋肉を、ツボ押しグッズでもっと押し込むと、筋肉の奥にある頸椎などの関節を変な方向に固まらせるおそれ**まであるのです。

読者の皆さんの中にも、ツボ押しグッズを愛用している方がいらっしゃるかもしれませんね。

あまりにも首や肩のトラブルが治らないため、こうしたグッズを手放せなかった気持ちはわかります。しかし、首・肩の不調を治すための最適な方法を知ることで、その使用がかえって逆効果になることが理解できたなら、**ツボ押しグッズを手放してほしい**と思います。

マッサージ器についても、使っているうちにどうしても強く体に当てがちなので、やはりおすすめできません。

また、街のマッサージ店に通うのが習慣になっている人も多いかと思いますが、その瞬間だけは改善したように感じられても、翌日にはまた元通り――。それどころか、翌日にはもみ返しのような症状に悩まされるという話を聞くこともあります。人の手によるマッサージを受ける場合でも、**物足りないぐらいの強さ、時間での施術にとどめる**ようにしてください。

筋肉に対するマッサージ効果は、「なでるぐらいの力加減で10分以内」でも、じゅうぶんに発揮されます。この目安を超えたマッサージは、受けても意味がないどころか、むしろ断るのが正解です。

首や肩を鳴らすクセをやめる

首や肩の関節を動かして、わざと音を鳴らす人がいます。

自然に動かしているときに、「ポキッ」と軽い音が鳴るぶんにはかまいません。

しかし、ときには周囲が驚くような「バキバキ」「ボキボキ」という大きな音を、意図的に鳴らしている方がいます。しかも、大きな音を鳴らす人に限って、その動作をするのがクセになっているようです。

そのクセは、もうやめたほうがいいでしょう。

首や肩の関節は、その周囲にある筋肉と同じく、繊細な構造になっています。にもかかわらず、首を勢いよく曲げたり、肩を外すような動きをしたりして、**大きな音を鳴らし続けていると、関節のズレや引っかかりが起こりやすくなります。**さらに、**周囲にある筋肉には、炎症が発生しやすくなります。**

つまり、首・肩のトラブルを助長する悪癖なのです。

ちなみに、手の指を曲げてわざと音を鳴らす行為も、指関節の安定性を損うことにつながります。やはり控えるほうがいいでしょう。

首・肩の健康にメリット大の「たすきがけ」

昔の日本人がしていた「たすきがけ」。その本来の目的は、家事や仕事をする際、着物の袂・服の袖をまとめて邪魔にならないようにすることです。

しかし、実はこのたすきがけには、首や肩のためになることがたくさんあります。

家事や仕事をしているときは、集中すればするほど前傾姿勢になりがちです。こうして**首・肩が前に出ることは、ストレートネックやスワンネックの原因に**なります。また、**肩や肩甲骨周辺の筋肉が引っ張られ続けるので、これらの部位のこり、張りを招きます。**さらに言えば、四十肩や五十肩、胸郭《きょうかく》出口《でぐち》症候群《しょうこうぐん》の症状が現れやすくなります。

そんなときに、たすきがけをすると、両肩の位置を後ろにシフトできます。

腕を前に出して作業していても、両肩の位置は前に出ず、猫背になりません。肩や背中の筋肉が過度に緊張することも防げるので、前述したような症状・疾患の予防につながるわけです。

「この21世紀にたすきがけなんて……」と思われるかもしれません。でも、首や肩の健康にとって、かなり大きなメリットがあることは事実です。温故知新の気持ちで、日常生活に少しずつ取り入れてもいいのではないでしょうか。

たすきがけをしただけで、肩や背中のこり、張りが楽になることもよくあることなのですから。

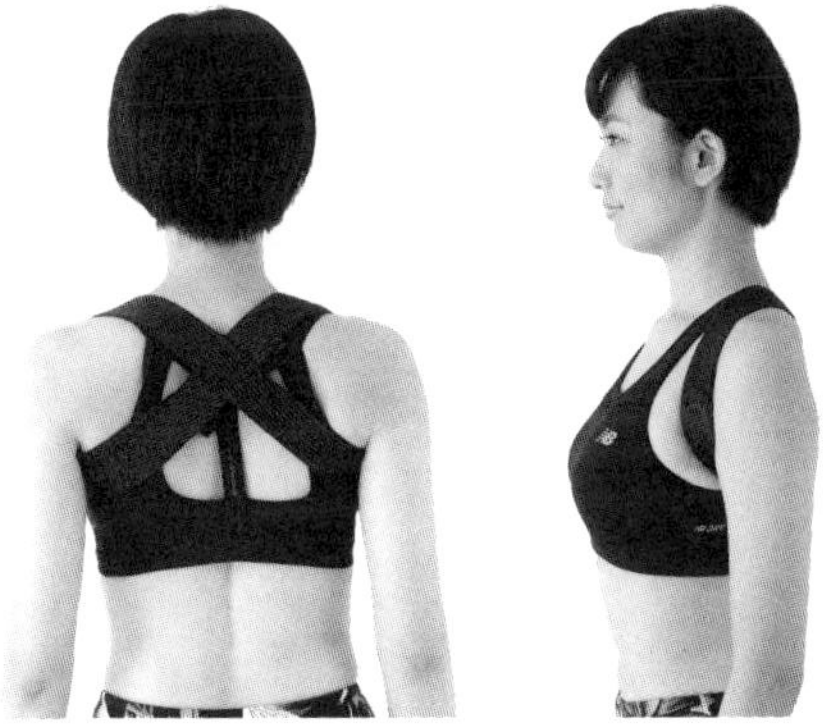

普段の「いい姿勢」が頸椎トラブルを遠ざける

何度もお伝えしているように、日本人はとにかく前傾姿勢になりがちで、そのことが首・肩のトラブルと密接に関係しています。

こりや痛み、しびれの予防と再発防止を目指すなら、普段から首・肩のためにいい姿勢をぜひキープしてください。

姿勢については姉妹書『脊柱管狭窄症は自分で治せる！』で詳しく解説しましたが、ここでは特に、首や肩に重点を置いてお話ししましょう。

理想の姿勢を作るポイントはずばり、体重の約7割を後ろにかけるようにすること。そのためにはやはり、**「あごを引く」「両肩を開いて後方にシフトしながら胸を**

張る」という意識を常に持ち、実行することが大切です。
さらに、腰を少し反らせるぐらいの姿勢で、背筋を伸ばせばいいでしょう。その姿勢を、立っているときや座っているときにキープできれば言うことはありません。

現代人は公私を問わず、座る機会が非常に増えています。そこで、**特に座るときの姿勢には、気を配るように**してください。

例えばソファに座ると、骨盤が寝て背中が丸まり、首や肩が前方に出やすくなります。普通のイスに座るときも、浅く腰かけて背もたれに寄り掛かると、やはり猫背になって首が前に出やすくなります。そうした姿勢で座ると楽に感じますが、関節にとっていいことはなにもありません。

ですから、なるべくソファには座らず、**イスには深く腰かけて、背もたれに寄り掛からない**ようにします。こうして、前述した「理想の姿勢」を維持するように努めていきましょう。

第6章

頸椎症を治せば未来は一変する！

全身の関節トラブルの予防、改善に効果大！

頸椎症が治り、正常な頸椎の状態を取り戻すと、その好影響は全身の関節にも及びます。

人間の体には200個以上の骨があり、それらは約400個の関節でつながれています。そして、それらの関節は、動くタイプの「可動関節」と、動かないタイプの「不動関節」に大別されます。首の頸椎は、もちろん可動関節です。

この可動関節は、全身の上から下まで〝歯車〟のように連携しています。ですから、**頸椎を正常な状態に矯正すると、他の関節も本来の機能を果たす**ようになり、さまざまな関節トラブルに対してもプラスに働くのです。

例えば、頸椎が正常な状態に戻れば、そのすぐ下にある胸椎にも過剰な負荷がかからなくなるため、**猫背は改善に向かい、肋間神経痛《ろっかんしんけいつう》も引いてくるはず**です。

また、胸椎の下にある腰椎にもいい影響が及び、頸椎、胸椎、腰椎で構成される脊椎は、「体の重みや外部からの衝撃を分散する」という本来の機能を果たすようになっていきます。

それだけで、代表的な国民病とされる腰痛対策にもなりますが、本書でおすすめしている**「腰のテニスボール体操」によって、仙腸関節の異常をダイレクトに矯正すれば、腰痛の予防・改善効果は飛躍的に高まります。**

そのうえ、「頸椎→胸椎→腰椎→仙腸関節」と続いてきた歯車は、さらに「股関節→ひざ関節→足首」と続いていきますから、頸椎の異常を正すことは、全身の関節の調子を上向かせることにつながっているのです。

それぞれの関節が本来の可動域をキープし、スムーズに動いていれば、周囲にある筋肉、腱、靭帯などの組織も衰えません。

それがまた相乗効果となって、私たちは健康的な関節を維持できるのです。

顎関節症や血管性頭痛など かなりやっかいな病気もよくなる

近年、顎関節症《がくかんせつしょう》の患者さんがじわじわと増加しています。

「口が大きく開かない」「あごに痛みがある」「口の開閉時に音が鳴る」などの症状が現れる顎関節症は、さまざまな原因が複雑に絡み合って引き起こされると言われています。

そのため、マウスピースのような器具（スプリント）で噛み締めを防いだり、咀《そ》嚼筋《しゃくきん》のストレッチやマッサージをしたり、歯を削って噛み合わせを調整したりと、多岐にわたる治療法が行われています。

それでも、「なかなかよくならない」という人が少なくないようです。


私の治療院でも、頸椎症などの関節トラブルに加え、顎関節症の悩みを抱えた方がよくいらっしゃいます。

しかし、そうした患者さんの多くは、**頸椎の問題を解消していくにしたがって、顎関節症の症状が軽減**しています。ですから私は、**顎関節症とストレートネックには深い関係がある**とみています。


皆さんの中にも、首や肩のこり、痛みとともに、顎関節症に苦しんでいる人がいらっしゃるはずです。

これまではおそらく、顎関節症の治療のため、歯科、口腔外科、整形外科などを転々とし、前述したような〝あご周りだけのピンポイント治療〟を受けてきたことでしょう。

それで改善していないならなおさら、まずはストレートネックを解消してみてください。その結果、2つの悩みが解消される可能性はじゅうぶんにあると思います。

また、**頸椎トラブルの解消は、「血管性頭痛」の改善にも有効**です。

頸椎への圧迫を解くことが、首痛や肩こりと併発する頭痛の解消に役立つ――。この点についてはすでに60ページなどで説明しましたが、その頭痛は正確に言うと、**「緊張性頭痛」**と呼ばれるタイプのものです。

これは、同じ姿勢を長時間続けたことなどにより、**首・肩・頭の周りの筋肉が緊張し、血流が悪くなることで痛みが起こる頭痛**です。

実は頭痛には、もう1つのタイプがあります。それが、**「血管性頭痛」**です。

こちらは、ストレスや飲酒などで脳の血管が急激に拡張し、血管の周りにある神経が刺激されることでさらに血管が拡張し、側頭部などにズキンズキンと痛みが走ります。**いわゆる片頭痛に相当し、一般的には緊張性頭痛よりもやっかいな頭痛と**考えられています。

しかも、小学生、中学生時代から頭痛に悩まされ、大人になってから頭痛外来などで診察した結果、その正体が血管性頭痛だと判明したケースがかなりあるようで、そのために**「今さら治らない」「一生付き合っていくしかない」と諦めている人が少なくありません。**

ところが、**頸椎の異常を矯正すると、血管性頭痛もよくなるという例がたくさん出てきている**のです。

頭痛外来を開いている医師数人にこうした事実を話した結果、おおよその理由がわかりました。

ほとんどの頭痛は、緊張性頭痛の要因と、血管性頭痛の要因がミックスして、痛みが発生しています。

つまり、血管性頭痛という診断が下っていても、血管性頭痛の要因が100%を占めているのはごくまれで、通常は両タイプの要因が「6対4」「5対5」などの割合で混在していることが多いわけです。

そのため、ストレートネックなどの頸椎トラブルを解消し、「首のテニスボール体操」で頭と首の境目をゆるめていくと、血管性頭痛にもかなりの改善効果が見られるのだと思います。

ですからやはり、血管性頭痛で受けてきた治療で改善の兆しがない方は、第1章で紹介した基本の体操を行っていただきたいのです。

今さら言うまでもありませんが、**体操には薬のような副作用はありません**。安心して、試してみてください。

ポジティブで前向きな精神状態になる

頸椎症をこじらせると、前項にある頭痛だけでなく、**めまい、吐き気、耳鳴り、イライラなど、自律神経失調症のような症状が現れる**ことはすでにお話ししました。

首・肩のこりや痛みがあるうえに、これらの症状にまで悩まされていれば、自律神経のバランスは崩れるいっぽう。精神状態はますます落ち込んでしまいます。

歯止めをかけるためには、やはり頸椎の問題を解決しなければなりません。

ここで、想像してみてください。首痛に肩こり、めまいや耳鳴りから解放された自分の姿を、頭に思い浮かべてみましょう。

それだけで、気分が少し明るくなりませんか？

さらに、それが現実になれば、何倍もの気持ちよさが味わえるのは間違いありません。

特に、スワンネック（84ページ参照）の兆候が現れている人が、**脊椎を正常な状態に矯正すると、日々のちょっとした動きをするときの気分ががらりと変わってきます。**

例えば、胸が圧迫されることによる息苦しさから解放されて、深く呼吸することの心地よさを味わえます。食べものを飲み込みやすくなり、食事の楽しさも蘇ってきます。このようないくつもの変化が積み重なって、毎日がとても充実するのです。

すると、その精神状態が、体と心の調子をさらに上向かせてくれます。私の治療院の患者さんを見ていても、頚椎トラブルの解消が早まり、笑顔があふれるようになって、公私にわたるポジティブな姿勢を取り戻しているのです。

その前向きな姿勢は、人生を好転させるパワーになっているように感じられます。

実際、「目に見える風景が明るくなった」「これからは元気に生きていける気持ちになった」と口にする方もいらっしゃるほどです。

二重あごや首のシワが消えて、素肌美人に！

首を元気にすると、美容面でも大きなプラス効果があります。

なかでも特筆すべきは、二重あごや首のシワといった女性の大きな悩みの予防や解消にとても役立つという点です。

意外に思われるかもしれませんが、**二重あごや首のシワは、ストレートネックやうつむき姿勢と密接な関係**があります。

ストレートネックやうつむきの姿勢で首を前に出していると、脊柱《せきちゅう》起《き》立《りつ》筋《きん》、肩《けん》甲挙筋《こうきょきん》などの「首の背面にある筋肉」ばかりが使われ、緊張を強いられます。その一方、広頸筋《こうけいきん》などの「首の前面にある筋肉」はほとんど使われず、ゆるんできてしまいます。

こうして**〝劣化〟した筋肉が、重力などの影響で下がってくる**のは当たり前。さらに、使われない筋肉には脂肪がつきやすいので、輪をかけて二重あごになりやすく、首のシワも現れやすいのです。

ひるがえって、ストレートネックを治し、うつむき姿勢などの「首に悪い習慣」をやめると、頸椎がスムーズに動き、首周りの筋肉がまんべんなく使われます。そして、それらの筋肉に脂肪がつきにくくなります。

結果として、二重あごや首のシワが予防できたり、改善できたりするのです。また、**フェイスラインもシャープになり、デコルテもすっきり**してきます。

さらに、こうして首が健康な状態になると、全身を巡る血液やリンパの流れがよくなるため、**クマやくすみが薄くなり、次第に美肌に**なっていきます。血色がよく、ツヤとハリのある素肌を自然に手に入れることができるのです。

もちろん、姿勢もよくなるため、以前よりもぐっと美しさが増すことでしょう。男性であっても、キリッとしたたたずまいになるので、周りの人たちに好印象を与えるはずです。

頸椎への適切なケアは、きわめて広い意味でのアンチエイジングにつながっているということです。

首が健康なら、人生はもっと輝き出す！

首の頸椎の異常は、高齢者だから現れるというものではありません。

長く生きていれば、うつむきや前傾姿勢などの〝マイナス貯金〟が積み立てられ、確かに頸椎症などになりやすくなります。

一方、若い人たちもまた、パソコンやスマートフォンの急速な普及により、ものすごい勢いでマイナス貯金をしています。

おかげで、現在の日本では年代を問わず、頸椎の異常から起こるこり、張り、痛み、しびれに加え、そこから派生した不定愁訴、他の関節トラブルを訴える人が増えています。

しかも、世の中の兆候を見ていると、その傾向は残念ながら今後も増加していくことが容易に想像できます。

ただ、ここまで読んでくださったあなたなら、**頸椎症をはじめとした首のトラブルは、決して甘く見てはいけない**と理解してくださったはず。ですから今後は、首・肩周辺の不調を感じたらすぐ、本書にあるセルフケアを開始してください。

そして、家族や友人など周囲の人たちにも、首の健康がどれほど大切なのかを伝えていただけたらと思います。

頸椎への適切なセルフケアは、高齢者では**「毎日を健康に若々しく生き抜く」**という点でカギをにぎっている。若い人においては、健康維持はもちろんのこと、「勉強や仕事に集中して成果を出す」という点でも重要なカギとなり、**将来の自分を決める別れ道**にもなっている――。

大げさではなく、私は本気でそう考えています。

さぁ、皆さん。首の健康作りがこのように「よりよく生きる」ために不可欠なものであることを強く意識して、正常な頸椎の状態を自力で取り戻しましょう。

そして、いっそう充実した未来を、自ら切り開いてください。

第7章

首・肩の悩みを完全解決！
知って得するQ&A

Q 「基本の体操」が5種類もありますが、すべてをやらないといけませんか？

A 最初は1～2種類からでもいいので、とにかく始めてみましょう

本書をここまで読んでいただければ、5種類の基本の体操それぞれにとても重要な意味があると理解してもらえたと思います。

5つの体操は、首・肩のトラブルの進行に対応しているうえ、こり、張り、痛み、しびれの原因を根本的に解消します。しかも、頸椎の異常が進めば進むほど、つらい症状を引き起こしている原因が複数ある可能性が高いため、できるだけ5種類の基本の体操を行い、効率的に正常な状態を取り戻してほしいのです。

ただ、「5種類も一度にやるのは無理」と感じるかもしれません。その場合は、1～2種類からでもいいので、とにかく始めてください。

どんなに忙しい人でも、きわめて簡単な**「あご押し体操」なら、仕事や家事の合間のほんの少しの時間で実践できる**はず。これに加えて、**就寝前のほんの数分間を**

使い、「首のテニスボール体操」を行うところからスタートしてみてはいかがでしょうか。

Q 動作チェックテストやセルフケアをしている最中、痛みやしびれを強く感じるときがあります。大丈夫でしょうか？

A ある意味で〝必要な痛みやしびれ〟なので、過剰な心配は不要です

動作を伴うチェックテストは、調べる対象になっている関節にとって〝苦手な動き〟をさせたり、症状が現れやすい動きをあえて再現させたりしています。

ですから、その関節が正常に動き、関連する神経や血管にも異常がなければ、チェックテストをしても痛みやしびれは一切感じません。痛みやしびれが出るということは、「問題あり」ということを示しています。つらい症状が出ることに**不快感があるかもしれませんが、いずれもほんの数秒間で終わるテストですから、少しだ**

け我慢してください。

その数秒間が、状態を正確に把握するためには必要です。私の治療院でも、同じようなテストを行っています。

念のために言っておくと、テストで痛みやしびれが強く出た場合、その状態のままでいないようにしてください。当然ですが、いいことなどひとつもありません。

また、セルフケアをしているときにも、痛みやしびれが現れることがあります。特に、取り組み始めた当初は、痛み、しびれを感じる方が確かにいらっしゃいます。たいていの人は、異常の起きている関節に対し、ここまでダイレクトにアプローチした経験はないはずです。そのため、痛みやしびれをよけいに強く感じてしまうのかもしれません。

いずれにしても、**セルフケアをしている間に出る痛みやしびれなら、心配の必要はありません。**そうした痛みやしびれは、**固まった関節をゆるめるなど、「異常をまさにいま矯正している証拠」**と捉えてください。めったにありませんが、セルフケア中に関節のあたりから音が聞こえた場合も同様です。

このように、**動作チェックテストやセルフケアをしているときに出る痛み、しびれは、ある意味で〝必要な痛みやしびれ〟**です。これまでに例はありませんが、体操を終えてから数時間経っても、実施前より強い痛みが消えないような場合には、医師の診断を仰ぐようにしてください。

Q 頑固な肩こりが長年あり、数年前から腕のしびれを感じています。しかも最近は、脚もときどきしびれます。すべて一気に治りますか?

A 「脚↓腕↓肩」という具合に、「体の下」から治っていきます

そこまで症状があるということは、頸髄症《けいずいしょう》まで進行していると考えられますが、セルフケアで対処することは可能です。

頸髄症の患者さんの変化を見ていると、通常は「体の下のほう」に現れた症状から治っていきます。各症状が同時に少しずつよくなるケースもありますが、**「脚↓**

腕→首や肩」といった具合によくなっていくパターンが一般的です。

頸椎の異常に端を発したこり、痛み、しびれなどは、〝水面に落とした水滴〟のように広がっていきます。そのように広がった順をさかのぼるようにして、症状が治っていくわけです。

たとえ、首・肩の症状が治まるまでに時間がかかったとしても、あきらめないでください。脚の状態がよくなり、腕の状態もよくなってきたら、首や肩のつらい症状にもまもなく変化が訪れます。あきらめずに適切なセルフケアを続けていきましょう。

ちなみに、**腕のしびれに関しては、「胸郭出口症候群《きょうかくでぐちしょうこうぐん》」や「肘部管症候群《ちゅうぶかんしょうこうぐん》」の可能性もありますから**、第1章にあるそれらのチェックテストを行い、見誤らないようにしてください。

また、**脚のしびれについても、厳密に言えば他の疾患が原因である可能性がゼロではありません。**「頑固な肩こりがもともとあり、腕のしびれが出た後、脚のしびれも現れた」ということは、根本的な原因は頸椎にあることが最も疑われますが、

第1章にある「ストレートネックチェック」「頸椎回旋テスト」「スパーリングテスト」などを行い、頸椎の異常によるものかきちんと確認するようにしてください。

Q **寝違えをよく起こします。予防策や対処法はありますか?**

A **最も簡単で効果の高い対策は、「高い枕を使わないこと」です**

寝違えは、首を極端に曲げた状態を長時間続けたために起こる症状です。

首をこのような状態にして寝ていると、首から肩にかけてある筋肉(肩甲挙筋《けんこうきょきん》や僧帽筋《そうぼうきん》など)がぐっと伸ばされます。もちろん、これらの筋肉は引っ張られ続けてはたまらないので、強い力で元の状態に戻ろうとするのですが、このときに筋肉の端に炎症が発生し、痛みにつながるのです。

では、こうした〝負のメカニズム〟がいちばん起こりやすいのは、どのような睡眠環境だと思いますか?

答えは、「高すぎる枕」を使って寝たときです。

ですから、**最も簡単で効果のある予防策は、「高い枕を使わないこと」**。枕なしで、またはできるだけ低い枕で寝るようにすると、それだけで寝違えはかなり起こらなくなります。事実、私の治療院の患者さんでは、「昔はよく寝違えになっていたけど、枕なしで寝るようになってから一度もならない」という例がたくさんあります。

すでに寝違えてしまっている場合、**患部を軽く伸ばすようなストレッチをしたり、なでるように軽くマッサージ**したりするといいでしょう。そして**入浴時には、首をじゅうぶん温める**ようにします。

寝違えは、仮になにも対処しなくても2～3週間で治りますが、このような対処をすると治りが早くなるはずです。

Q ムチウチになったときの正しい対処法を教えてください

A 医師の診断を受け、痛みが落ち着いてきたら「首のテニスボール体操」を少しずつ始めてみましょう

ムチウチは、医学的には「頸椎捻挫《けいついねんざ》」です。交通事故に遭ったときや、スポーツで激しい衝撃を受けたときなどに、首や肩の痛みを感じます。首・肩・腕にかけてのしびれ、頭痛、吐き気、耳鳴り、めまい、倦怠感などが現れることも少なくありません。

これらの症状は、すぐに現れることもあれば、3週間くらい経ってから現れることもあります。また、痛みがいったん治まっても、数週間後にまたぶり返すパターンもあります。そのため、事故に巻き込まれてムチウチになった場合は、必ず医師の診断を受けるようにしてください。

痛みなどが現れるのは、**筋肉、靭帯《じんたい》、頸椎関節《けいついかんせつ》、椎間板《ついかんばん》などに、損傷や機能障害が起きているため**と考えられます。そこで、病院や整形外科の一般的治療では、首の安静・固定のためにカラーが装着され、牽引治療《けんいんちりょう》や薬物治療が行われます。

ただし、牽引治療では、すぐに効果が現れるケースと、逆に症状が悪化するケースがあります。数回試みて効果がない場合は、注意が必要です。

急性期のひどい痛みが落ち着いたら、「首のテニスボール体操」や「あご押し体操」を少しずつ始めてみてください。その後の痛みのぶり返しや、不定愁訴の出現を抑えることに役立ちます。

Q **私の首こりがひどいのは、数年前のムチウチのせいだと思います。ムチウチの後遺症による首こりもよくなりますか？**

A **現在の首こりの原因は、ムチウチではなく「悪い生活習慣」です。「自分で治せる基本体操」をすれば、その首こりはよくなります**

「自分の首こりがひどいのは、過去にムチウチをやったから」

「首痛や頭痛はムチウチの後遺症だから仕方がない」

こうした声をときどき耳にしますが、私はあまり同意できません。

1つ前の問いでお答えしたように、事故などに遭った数週間後、痛みがぶり返すことは確かにあります。しかし、**ムチウチは一般的に、3〜6カ月以内には治ると言われています。**1年以上の時間が経過した後に、同じ1つの原因によってぶり返すかというと、疑問に思わざるをえません。

事実、私の治療院の患者さんでも、「初めてムチウチになってからずっと継続して、ひどい首の痛みがありましたか？」とうかがうと、ほとんどの人は「そんなこともない」とお答えになります。つまり、**ムチウチによる痛みは、いったんなくなるか大幅に軽減している**わけです。

となると、現在ある首痛は、やはり「**ムチウチの後遺症**」**ではなく、**「**その後の日常生活中の悪い習慣**」**が積み重なったもの**と考えられます。医学論文でも、同様の主旨が記されたものが少なくないのです。

ですから今後は、本書の第1章にある基本の体操を継続しつつ、第5章を参考に生活習慣を見直してみてください。前向きに取り組めば、その首こりもきっと改善するはずです。

Q 「バストの大きい女性は肩こりになりやすい」って、ほんとうですか？

A **ほんとうです。予防のため、日頃の姿勢に注意してください**

バストが大きいと、胸の重さの影響を受けて、肩・首の位置が前方に出る傾向があります。すると当然、その肩や首を支えている筋肉への負荷が大きくなり、筋肉疲労によるこり、張りなどの症状が現れやすくなります。

こりや張りが慢性化してしまうと、問題は筋肉レベルで済まされなくなり、頸椎の異常によるさまざまな症状まで発展する可能性があります。

そもそも現代人は、うつむきや前傾姿勢になりやすいライフスタイルを送っています。そのうえにもう1つ、首・肩の〝ピンチを招きやすい要素〟を抱えていると捉えることもできますから、普段の姿勢にはじゅうぶん気をつけてください。

Q 雑誌の付録や市販品で見かける〝首に巻くサポーター〟〝首の枕〟などは、基本の体操と併用してもＯＫ？

A かまいませんが、頑固な首こり・肩こりを緩和するには、基本の体操のほうを重点的に行ってください

それらのグッズは、現代人が陥りがちな「うつむきを長時間続ける」という姿勢を防ぐ意味はあると思います。また、ムチウチ治療で使われるカラーのように、**首をある程度固定でき、首・肩周辺の筋肉を休ませて疲労回復を図ることもできる**でしょう。

ただ、「うつむきの回避」と「筋肉の疲労回復」によって、症状の緩和が期待できる首こり、肩こりは、まだ筋肉レベルの問題でおさまっている「軽度のこり」だと思われます。

「頑固な首こり、肩こりがなかなか治らない」という状況なら、その根本的原因はもはや筋肉ではありません。何度も繰り返すようですが、ストレートネックという頸椎異常です。ですから、その構造を正常な状態に矯正しなければ、頑固な首こりや肩こりは完全に治りません。

そのため、これらのグッズに頼るのではなく、頸椎に直接的なアプローチができる基本の体操のほうを重視し、つらい症状を完治に導いてください。

Q ほおづえをつくクセがあり、なかなか直せません。これって、やはり頸椎にはよくないですよね？

A ほおづえの「やり方」をちょっと変えてみましょう

たいていの人がしているほおづえは、机などの上にひじを置き、手のひらをほっぺたに当てて、手のひら側に頭を傾けるようにしています。この体勢は、**首がねじ**

れた状態であるうえに、いびつな力が頸椎にかかっています。ご察しのように、いいクセとは決して言えません。

もっと悪いのは、〝あごづえ〟です。ほおづえでは手を「ほっぺた」に当てていますが、こちらは「前方に突き出したあご」の下に手のひらを当て、重い頭のほぼ全重量をかけています。

いずれにしても、**ストレートネックの悪化を招いたり、頸椎の歪みを生み出したりする**要因になりますから、これらのほおづえは控えたほうがいいでしょう。

それでも、ほおづえをどうしてもしたくなったときには、頸椎に悪影響のないやり方をしてください。

やり方は簡単です。手のひらを広げ、親指、人差し指の手のひら側の部分をあごの前面（唇のすぐ下）に当てて、あごを後方に押し込む要領で行えばいいのです。

実践されればわかりますが、これなら「あご押し体操」の変形バージョンのようなもので、それほど悪影響はないはずです。それでも、同じ体勢で長時間いることは避けるようにしてください。

Q 首・肩のこりや痛みが、命にかかわる病気のサインになっている場合はありますか?

A ごくまれですが、脳腫瘍《のうしゅよう》・脳硬塞《のうこうそく》などの前兆として症状が現れている場合があります

非常にレアなケースですが、首・肩のこりや頭痛があると、それらの症状が脳腫瘍・脳硬塞などの脳疾患の前兆として現れていることがあります。

脳疾患の前兆なのか否かをチェックする方法としては、少し専門的になりますが、**「バビンスキー反射テスト」**というものがあります。

このテストを行うためには、チェックしたい本人(被験者)に協力してくれる人が必要になりますが、以下に手順をお伝えしておきます。

①被験者があお向けに寝て、片側の足の指を「グー・パー・グー・パー」と動かすことを繰り返します。被験者は、その運動にすべての意識を集中します。(これ

は、もう一方の検査する足に意識が向かないようにするためです）

②協力者は、あらかじめ被験者の足元に座っておきます。そして、被験者がグー・パーの運動をある程度行ったら、反対側の足の裏をかかとからつま先にかけて指でゆっくりとこすり上げます。

③その結果、被験者のこすり上げられたほうの足の指の間が広がったり、親指が足の甲の側に反ったりしたら、陽性反応です。

陽性反応が出たら、脳になんらかの疾患がある可能性が高いので、その際は脳外科で診てもらうようにしてください。ちなみに、乳幼児ではこのテストに反応することがありますが、それは異常ではありません。

陽性反応がない場合、それら首・肩のこりや頭痛は、「脳という中枢の問題」からきているのではなく、「末梢の問題」からきている症状です。もちろん、頸椎の異常の可能性が高いわけですが、その点については第1章にあるテストでチェックしてください。

おわりに

「人間の体のすべての関節の中で、特に重要な関節を3つ教えてください」

そう問われたら、私は即座に「首」「腰」「ひざ」と答えます。

そして続けて、それら3つの重要な関節について、次のような「ぜひ知っておいていただきたいこと」を話し始めるでしょう。

関節トラブルが全身に移行する際には、ある程度のパターンがあります。

一般的に、**女性は「首↓腰↓ひざ」の順番で、男性は「腰↓首↓ひざ」の順番で関節が崩壊**していきます。これは、私が100万人超の患者さんを診てきた結果として、自信を持って言えることです。

さらに、これらの関節崩壊のパターンには、「見逃せないこと」があります。

男女とも、最後に悪くなるのは、体の下部に位置するひざ。ひざが機能しなくなれば、寝たきり状態になる確率はかなり高まります。

ですから、**関節トラブルが発生したとしても、「できるだけ体の上部の段階でストップをかけておくべき」**ということを意識していただきたいのです。


本書の内容を振り返ってみても、同じようなことが言えます。

頸椎の異常から引き起こされたこり、痛み、しびれは、首や肩の周辺から腕に広がり、最終的には脚が悪くなる——。

3大重要関節の中の1つ、首だけにスポットを当てても、やはり悪影響が脚に及ぶ前に必ず、しっかりとした手を打つべきと思われるのです。


そう考えると、頸椎症への意識や考えかたを、これまでのものとは大きく変えられるのではないでしょうか。

なにが言いたいのかというと、**頸椎症は〝ただの首こり・肩こり〟ではなく、**関節にすでに異常があるのですから、**「最適なケアをいち早くすべきサイン」**と捉えることができるということです。

たとえ頸椎症がさらに進行している方でも、高齢の方であっても、遅くはありません。**きちんとしたセルフケアを今日からスタートすれば、首や肩のこり、痛み、しびれを消せるだけでなく、全身の関節崩壊の流れを食い止められる**のです。

ぜひ、うつむかずに首を上げて、新しい自分に向かって進みましょう。

ちなみに、私は2016年2月に、本書の姉妹版に当たる『脊柱管狭窄症は自分で治せる!』を刊行しています。

脊柱管狭窄症とは、近年特に患者数が増えていて、従来は〝手術しなければ治らない〟とまで言われていた腰痛です。その腰痛に対し、私が見い出した最新理論を紹介し、効率的に自分で治せる簡単ストレッチもお伝えしました。

先ほどお話ししたように、腰も、私たちにとっては非常に大切な関節です。
本書で「頸椎の異常から起こるこり、張り、痛み、しびれ」「併発しているさまざまな症状や疾患」の解消法をマスターされた後、もしも「骨盤内の仙腸関節や腰椎の異常から起こる痛み、しびれ」の解消法にも興味を持たれたなら、前著の一読をおすすめいたします。

最後に、本書を出版するきっかけをいただいた学研プラスの小松一彦さん、編集を担当してくださった出雲安見子さん、原稿の構成を手伝ってくださった松尾佳昌さん、ほんとうにありがとうございました。
そして、私を日々支えてくれている弊社のスタッフ及び家族に、心から感謝をいたします。

さかいクリニックグループ代表　酒井慎太郎

[著者紹介]

酒井慎太郎（さかい しんたろう）

さかいクリニックグループ代表。千葉ロッテマリーンズオフィシャルメディカルアドバイザー。中央医療学園 特別講師。柔道整復師。テニスボールを使用した矯正の考案者。整形外科や腰痛専門病院などのスタッフとしての経験を生かし、腰・首・肩・ひざの痛みやスポーツ障害の疾患を得意とする。解剖実習をもとに考案した「関節包内矯正」を中心に、難治のひざ痛や、腰痛、肩こり、首痛の施術を行っており、プロスポーツ選手や俳優など多くの著名人の治療も手がけている。ＴＢＳラジオ「大沢悠里のゆうゆうワイド 土曜日版」でレギュラーを担当。著書「自分で治せる」シリーズ（学研プラス）の一部は実用書としては珍しく、ドイツ語等に翻訳されヨーロッパ全域で読まれている。YouTubeチャンネルも開設し、好評を博している。

さかいクリニックグループ

〒114-0002　東京都北区王子5-2-2-116

☎03-3912-5411

「予約がとれない」「16年待ち」とメディアで言われてきましたが、対応できるようになりました！
検査を含め、無料問診も実施中。

[STAFF]

デザイン	轡田昭彦＋坪井朋子
撮影	山上 忠
DTP	八重洲PRセンター
モデル	矢原里夏（スペースクラフト）
ヘアメイク	平塚美由紀
イラスト	中村知史
編集協力	松尾佳昌、出雲安見子